Seleção Cura Natural

ORGANIZAÇÃO
RENATA ARMAS

GORDURA NO FÍGADO E MÁ DIGESTÃO

OITO ALIMENTOS PARA DIMINUIR O DESCONFORTO E A QUEIMAÇÃO DEPOIS DAS REFEIÇÕES

2023 BRASIL

Lafonte

Título: Gordura no fígado e má digestão

Direção editorial *Ethel Santaella*

REALIZAÇÃO

Bem Estar Conteúdo

Edição de texto *Renata Armas*
Redação *Murilo Toretta*
Edição de Arte *Cristina C. de Vasconcelos*
Revisão *Karina Cobo e Gustavo Ferreira*
Fotos *LightField Studios (capa)*
Shutterstock

Dados Internacionais de Catalogação na Publicação (CIP)
(Câmara Brasileira do Livro, SP, Brasil)

Gordura no fígado e má digestão : oito alimentos para diminuir o desconforto e a queimação depois das refeições / organização Renata Armas. -- 1. ed. -- São Paulo : Lafonte, 2022. -- (Seleção cura natural)

Bibliografia.
ISBN 978-65-5870-318-1

1. Alimentação saudável 2. Dietas - Receitas - Aspectos nutricionais 3. Nutrição funcional 4. Sistema digestivo - Doenças - Aspectos psicossomáticos I. Armas, Renata. II. Série.

22-140473 CDD-613.2

Índices para catálogo sistemático:

1. Alimentação saudável : Promoção da saúde 613.2

Aline Graziele Benitez - Bibliotecária - CRB-1/3129

Editora Lafonte
Av. Profª Ida Kolb, 551, Casa Verde, CEP 02518-000, São Paulo-SP, Brasil – Tel.: (+55) 11 3855-2100
Atendimento ao leitor (+55) 11 3855-2216 / 11 3855-2213 – atendimento@editoralafonte.com.br
Venda de livros avulsos (+55) 11 3855-2216 – vendas@editoralafonte.com.br
Venda de livros no atacado (+55) 11 3855-2275 – atacado@escala.com.br

Impressão e acabamento:
Gráfica Oceano

Sumário

Cuide bem da saúde **gastrointestinal**

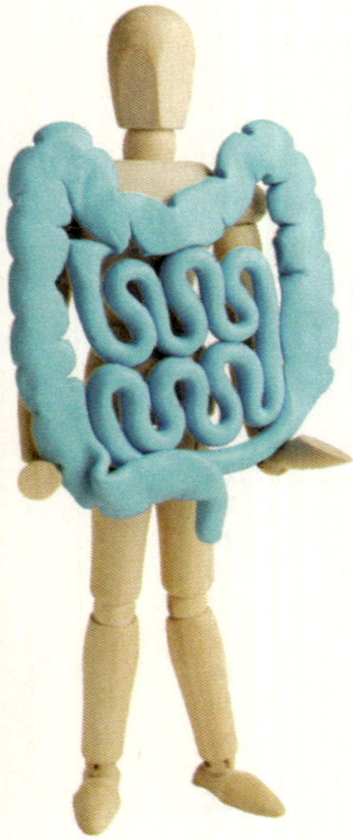

Da mastigação à evacuação, existem diversos processos internos que o corpo realiza para dar conta de digerir corretamente os alimentos. São eles que irão fornecer os nutrientes necessários para a construção e a reparação de órgãos vitais, além de garantir mais energia e disposição para o dia a dia.

Dentro desse complexo sistema digestório, existem três órgãos de suma importância: o estômago, que armazena o alimento e permite que ele se transforme em bolo fecal com o seu suco gástrico; o fígado, que guarda os nutrientes mais importantes e expele a gordura; e, finalmente, o intestino, que absorve o restante das vitaminas e minerais, protege o sistema imunológico e garante o transporte das fezes até o reto.

Mas, quando um deles está passando por problemas, isso pode afetar o funcionamento do organismo como um todo. Entenda os principais riscos de cada um deles e como impactam a nossa saúde a seguir.

HAJA ESTÔMAGO

A inflamação da mucosa do estômago já é bastante conhecida pelos brasileiros, que reclamam de sintomas como dor e queimação constantes. O que poucos sabem é que a maioria dos casos é decorrente de uma infecção provocada por um microrganismo chamado *Helicobacter pylori* (*H. pylori*).

Descoberta na década de 1980, a bactéria é comumente ingerida ainda na infância ou na adolescência por meio de água ou alimentos contaminados. Uma vez no estômago, a *H. pylori* desencadeará um processo inflamatório agudo, que se manifesta pelo surgimento de dor ou desconforto no epigástrio, localizado na boca do estômago, podendo estar associado também a outros sintomas, como náuseas e vômitos.

No momento de crise aguda, é raro que o médico gastroenterologista desconfie de uma infecção bacteriana. O mais comum é os sintomas regredirem espontaneamente depois de alguns dias, dando início a um quadro conhecido como gastrite crônica.

O problema é que a bactéria permanece alojada no interior das criptas da mucosa gástrica e do muco gástrico, o que dificulta a sua total eliminação pelo organismo. E até mesmo o ácido gástrico, cujo papel principal é ser uma primeira barreira contra a passagem de microrganismos para o intestino, torna-se incapaz de conter a bactéria. É que esse ácido precisa se manter em equilíbrio com a mucosa para conseguir impedir o desenvolvimento da doença.

Mas, por outro lado, é bom que se diga, o estômago tem poucos inimigos tão implacáveis como o *Helicobacter pylori*. Outros fatores que podem agredir a mucosa digestiva e provocar desconforto dependerão de quatro possibilidades: sensibilidade da própria mucosa, baixa imunidade do organismo, intolerância a algum nutriente específico e falta de moderação na hora de comer. Ao se prevenir delas, é possível desfrutar dos alimentos disponíveis, sem nenhum tipo de dor.

FÍGADO, O TRABALHADOR

Na correria do dia a dia, dificilmente alguém se lembra dele, pois o fígado trabalha em silêncio. Localizado no lado direito do abdome e logo abaixo do diafragma, é a maior glândula do corpo e realiza funções essenciais para seu bom funcionamento. Entre suas responsabilidades estão secretar a bile, filtrar microrganismos, armazenar a glicose e desintoxicar o corpo.

Estima-se que 70% dos brasileiros são portadores de gastrite crônica causada pela *H. pylori*.

Mas esse incansável "trabalhador" pode ser atingido por diferentes doenças graves, como as hepatites, a cirrose e a esteatose hepática, popularmente conhecida como gordura no fígado.

Os adultos com idade acima de 50 anos, sedentários, etilistas e obesos, independentemente do sexo, são os que mais sofrem com problemas no fígado. Mas a população jovem também é afetada, principalmente por hepatites virais ou tóxicas.

Embora tenha grande capacidade de se regenerar, o órgão precisa de cuidados no cotidiano e de atenção nos *check-ups*. Um dos motivos é o grande número de brasileiros que sofre com o acúmulo de gordura no fígado e nem sequer desconfia, já que uma das características do problema é que ele pode ser assintomático.

A gordura no fígado atinge um a cada três brasileiros e, na maioria das vezes, por não apresentar sintomas, só é descoberta em estágio mais avançado.

No Brasil, não há dados oficiais da doença, mas, segundo a Sociedade Brasileira de Hepatologia (SBH), estima-se que cerca de 30% da população tenha esteatose hepática (60 milhões de pessoas).

O VITAL INTESTINO

Quando se fala em órgãos imprescindíveis, quase todo mundo logo pensa no cérebro, nos pulmões ou no coração. Pouca gente se lembra de uma estrutura localizada logo abaixo do estômago e que, tradicionalmente, é associada a resíduos e sujeira. Pois saiba que o intestino, mesmo injustiçado, exerce funções bem mais nobres do que você pode imaginar.

Com uma extensão que pode variar de seis a nove metros, ele é um dos órgãos mais complexos de nosso corpo, determinando o que deve ou não ser absorvido, e não adianta ter uma alimentação saudável e tomar suplementos se as células intestinais não forem capazes de subtrair os nutrientes adequadamente — algo que pode ser causado por problemas extremamente corriqueiros, como diarreias frequentes e prisão de ventre.

Mas as alterações no funcionamento do intestino têm consequências bem mais profundas, o que traz à tona outra importante função desse órgão. Durante o curso de um dia normal, ingerimos junto aos alimentos e bebidas que consumimos numerosas bactérias, parasitas e vírus, e a superfície da mucosa do intestino delgado representa um grande portal de entrada, em potencial, para esses patógenos.

Cerca de 60% a 70% das células de defesa do organismo humano concentram-se no intestino. E há outros soldados importantes ali, que, por incrível que pareça, não são humanos. Nossa microbiota intestinal é constituída por centenas de trilhões de bactérias "do bem", que evitam a proliferação desses microrganismos maléficos à saúde.

O problema é que manter um batalhão com essas proporções íntegro e em plena atividade não é tão simples, ainda mais numa época em que as pessoas consomem antibióticos mesmo sem saber e mantêm uma dieta pobre em fibras e nutrientes.

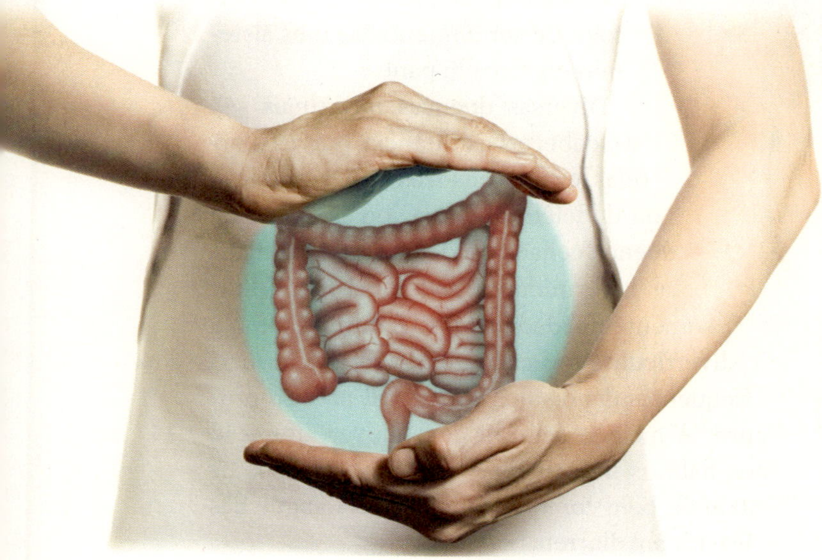

Problemas na digestão: conheça os responsáveis

Diarreia e dores abdominais

Diarreias crônicas, ou seja, que duram mais de 15 dias, e dores abdominais constantes são sinais de que há algo errado no intestino. E as consequências podem ser até mais graves que a da constipação, já que, sem a absorção adequada dos nutrientes, as células do corpo deixam de ser alimentadas e os sistemas entram em pane.

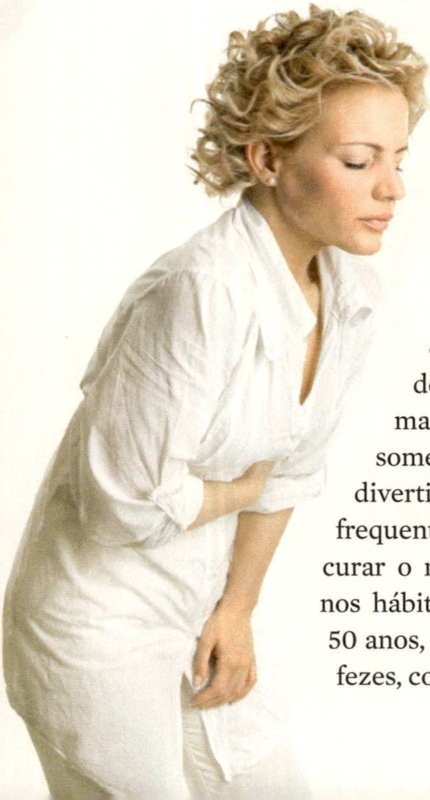

Diversas doenças intestinais são descobertas na infância, pois as diarreias levam a quadros de desidratação ou deficiências nutricionais, como na doença celíaca ou de Crohn. Mas algumas enfermidades podem se manifestar somente na idade adulta. E outras, como a diverticulite e o câncer colorretal, são mais frequentes depois dos 45 anos. É preciso procurar o médico sempre que houver alteração nos hábitos intestinais, especialmente após os 50 anos, bem como quando houver sangue nas fezes, com diarreias e dores.

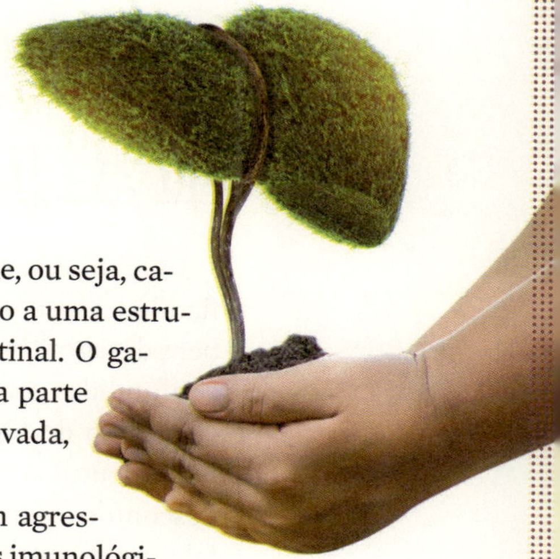

Doença celíaca

É uma doença de origem autoimune, ou seja, caracterizada pelo ataque do organismo a uma estrutura própria, no caso a parede intestinal. O gatilho para esse processo é o glúten, a parte proteica do trigo, do centeio e da cevada, entre outros cereais.

Esse elemento, encarado como um agressor, desencadeia uma série de reações imunológicas contra o revestimento do intestino, obstruindo as vilosidades contidas nele. O resultado é a dificuldade para absorver nutrientes importantes, além de sintomas como diarreia, gases, náuseas, distensão abdominal, dermatites, perda de peso, anemia, problemas de crescimento e infertilidade.

Esteatose hepática

Quando um ou mais fatores de risco ameaçam o fígado, aumenta a chance do aparecimento da esteatose hepática, que é o famoso acúmulo de gordura no fígado. Em 60% a 70% dos casos, trata-se de uma doença hepática gordurosa não alcoólica, ou seja, que tem origem em alterações do metabolismo dos carboidratos e está associada à obesidade, à elevação dos níveis de lipídeos (triglicérides e colesterol) no sangue, ao aumento da pressão arterial e à tendência ao diabetes.

Quanto mais dessas características o paciente tiver, maior é a chance de ter esteatose. Entre 20% a 30% dos pacientes podem desenvolver uma inflamação do fígado provocada pelo acúmulo de gordura, que é chamada de esteatohepatite, uma doença com capacidade para evoluir para cirrose e até câncer.

Quase 70% dos casos de gordura no fígado não estão relacionados ao consumo de bebida alcoólica.

Gases e flatulência

Todo mundo solta gases várias vezes ao dia. Mas a flatulência, ou o excesso de gases, pode, além de ser bem desagradável, provocar dores que chegam a ser confundidas com algo mais sério.

Excesso de fibras na dieta ou de alimentos como feijão, lentilha, repolho e brócolis pode ser a causa de desconfortos eventuais. Mastigar com calma e evitar falar muito durante as refeições, o que leva a pessoa a engolir mais ar, ajuda a evitar o problema.

Quando os gases são frequentes após as refeições, podem sinalizar alguma intolerância alimentar. Também são bastante associados à intolerância à lactose, que é a incapacidade ou a capacidade diminuída de digerir a lactose, o açúcar do leite de origem animal.

Esse componente não é absorvido pelo organismo, a não ser com a presença da lactase, uma enzima produzida no próprio intestino. Logo após o nascimento, o intestino produz uma quantidade enorme dessa enzima e, assim, um humano consegue sobreviver apenas com o leite materno nos primeiros meses. Com o passar dos anos, o organismo passa a produzir menos lactase e, assim, consegue digerir menos o leite.

Gastrite

Dor e queimação no estômago estão se tornando queixas cada vez mais comuns entre a população brasileira. O estilo de vida corrido aliado a uma má escolha dos alimentos à mesa e à falta de atividade física formam o cenário ideal para o aparecimento de uma doença conhecida, porém ainda carente de diagnóstico e tratamento corretos: a gastrite.

Calcula-se que hoje já são mais de 2 bilhões de pessoas no mundo todo, homens e mulheres de diferentes idades, que sofrem com os sintomas mais característicos dessa doença. E esse número tende a crescer ainda mais nas próximas décadas, já que a forma mais comum de se adquirir uma gastrite é ingerindo água ou alimentos contaminados pela bactéria chamada *Helicobacter pylori*, o que ocorre, quase sempre, ainda durante a infância ou no começo da adolescência.

Uma vez alojada no estômago humano, fica difícil para o organismo eliminar totalmente essa bactéria. E esse tem sido o maior desafio entre os médicos gastroenterologistas, que, como opção de tratamento, utilizam um arsenal medicamentoso junto a um importante plano de reeducação alimentar para proteger o órgão desse agressor implacável.

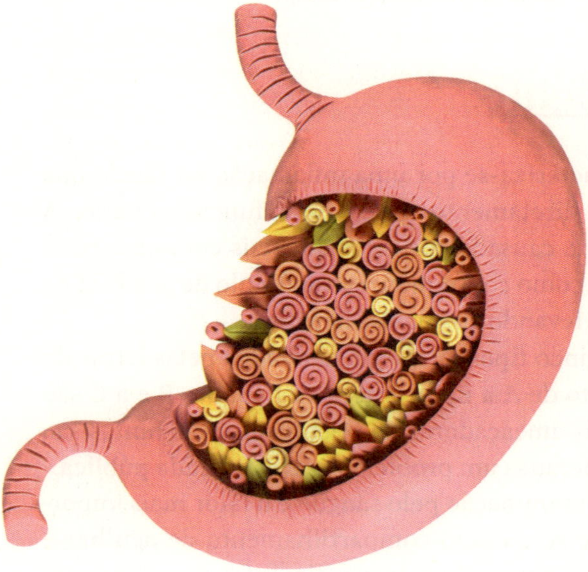

Mais de 2 bilhões de pessoas no mundo sofrem com a gastrite crônica e, para evitar a dor e queimação, precisam mudar a dieta de vez, evitando frituras e alimentos condimentados.

Gastroenterite

É a inflamação da parede intestinal causada por vírus, bactérias ou parasitas. O principal sintoma é a diarreia aguda (que, diferentemente da crônica, dura menos de 15 dias), podendo ser acompanhada por dores abdominais, vômitos, febre e calafrios.

Casos graves podem resultar em desidratação e até morte, se não forem controlados a tempo. Em geral, a doença é adquirida por água ou comida contaminada, mas também pode ser transmitida pelo contato com outras pessoas doentes.

A maior parte das infecções é viral (causada, por exemplo, pelo rotavírus), mas também há as gastroenterites bacterianas (como a salmonela). Bebês, crianças e idosos, que geralmente têm o sistema imunológico mais vulnerável, são as principais vítimas.

Hepatite

Caracteriza-se por uma inflamação no fígado que altera diretamente o seu bom funcionamento. A hepatite causada por vírus é a mais comum e pode trazer como consequência o acúmulo de gordura no órgão, levando à esteatose hepática.

Os cinco tipos virais são batizados pelas letras do alfabeto de A a E, no entanto a hepatite B e a C são as mais ameaçadoras ao organismo, pois juntas são consideradas um problema grave de saúde pública.

Hepatites B e C são as inflamações mais perigosas, pois comprometem o funcionamento do fígado e podem até levar a óbito.

A contaminação pelo sangue é o fator mais importante e se dá pelo compartilhamento de agulhas e seringas, por meio de procedimentos invasivos, manicures e até procedimentos dentários sem uso de autoclave. Para a hepatite B existe ainda a possibilidade da transmissão sexual.

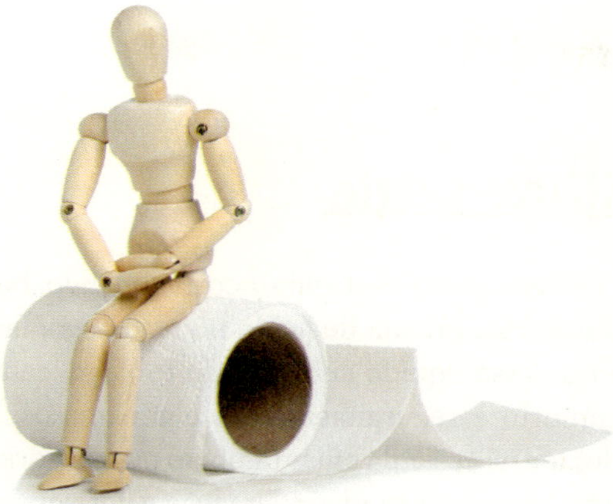

Prisão de ventre

Ficar sem ir ao banheiro por alguns dias, especialmente quando os hábitos alimentares se modificam como resultado de uma viagem ou fases de estresse, não traz grandes consequências. Mas a prisão de ventre crônica, ou constipação intestinal, além de provocar sintomas desagradáveis, como gases e dor ao evacuar, prejudica a eliminação de toxinas pelo organismo.

Ela é definida como uma redução da frequência das evacuações (menos de três por semana), dificuldade na eliminação das fezes, sensação de evacuação incompleta, fezes endurecidas ou ressecadas, necessidade de manobras manuais ou uso sistemático de laxantes ou supositórios para defecar.

As principais causas têm a ver com o estilo de vida: consumo inadequado de água, de fibras e sedentarismo. Mas o problema pode ser provocado por doenças autoimunes ou neurológicas, bem como por certos medicamentos, incluindo analgésicos, anticonvulsivantes, antidepressivos, anti-hipertensivos e antialérgicos.

Segundo a Federação Brasileira de Gastroenterologia (FBG), 20% dos brasileiros, ou um quinto da população, sofrem de prisão de ventre, sendo que as mulheres são as mais afetadas. Muitas vezes as consequências não chegam a ser graves, mas podem prejudicar bastante o humor e a qualidade de vida.

Refluxo e azia

O refluxo gastroesofágico ocorre quando há uma produção exacerbada de ácido no estômago, fazendo com que esse líquido suba para o esôfago, causando desconforto e regurgitação. Em alguns casos, a bile produzida na vesícula biliar também pode retornar em direção à boca, causando inflamação e dor constante.

A principal causa associada a esse problema de saúde está na ponta do garfo. É notável que grande parte dos casos de refluxo gastroesofágico provém da má alimentação, pois comer muito rápido e sem mastigar bem pode fazer com que o estômago devolva o alimento. Outro hábito que contribui para a piora dos sintomas é se alimentar próximo ao horário de se deitar.

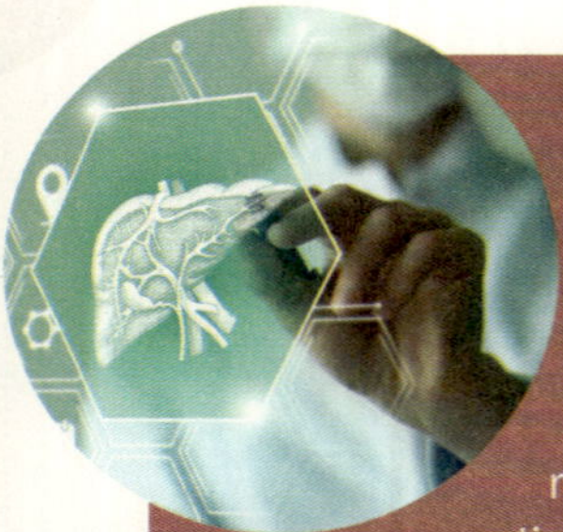

Resistência à insulina

A insulina é o hormônio responsável pela redução da taxa de glicose no sangue ou glicemia. Há pessoas que têm resistência à insulina, que é quando os ácidos graxos não conseguem entrar nas células de gordura, que passam a resistir a ela. Então, os ácidos graxos ficam acumulados no sangue e, como consequência, o pâncreas passa a produzir mais o hormônio. Para piorar, nessa condição, as células de gordura resistem ainda mais à ação da insulina.

Quem sofre com essa situação tem maior propensão a desenvolver esteatose hepática. Isso porque essa resistência faz com que ocorra o aumento da lipólise, que é o processo de transformação dos lipídeos em ácidos graxos na forma de triglicérides, e assim o fígado fica sobrecarregado de ácidos graxos.

E com essa maior resistência no órgão, acontece a multiplicação da quantidade de ácidos graxos e da insulina no sangue, o que é considerado um pré-diabetes.

Ao sentir os primeiros sinais de desconforto, arrotos incontroláveis, queimação no estômago, dificuldade para deglutição, azia e regurgitação de alimentos, procure um profissional de saúde.

Síndrome do intestino irritável (SII)

É um distúrbio do trato digestivo em que não ocorre nenhuma alteração estrutural dos órgãos envolvidos, mas, sim, uma acentuação, redução ou alternâncias na função intestinal (constipação ou diarreia), com consequente desconforto abdominal. Compromete de 10% a 20% da população, e é mais comum em mulheres e adultos com menos de 45 anos de idade. Não há exame para definir a síndrome, por isso o diagnóstico é feito com critérios clínicos.

Não se sabe a causa do problema, mas alterações nas conexões do sistema nervoso central com o intestino fazem com que eventos socioculturais e emocionais passem a modular a percepção dos sintomas.

Tumores hepáticos

Ainda no fígado, existem os tumores primários, que, na maioria das vezes, são benignos, e os secundários ou metástases, que costumam ser malignos. Entre 5 e 10% da população têm cistos, hiperplasias nodulares e adenomas, mas o fígado é o órgão mais afetado por tumores secundários. Isso ocorre principalmente em cânceres com origem no aparelho digestivo, mas que também podem começar a se desenvolver em outros locais como mamas, rins, pulmões e gânglios.

Estima-se que um terço da população mundial sofra com refluxo, e a causa teria origem na má alimentação e no hábito de comer muito rápido e sem mastigar bem os alimentos.

Diagnóstico e tratamento: a hora de buscar ajuda

O funcionamento irregular do sistema digestório é motivo de mau humor para muita gente, especialmente as mulheres. A boa notícia é que ninguém precisa se acomodar com o problema. A solução é simples, mas envolve diferentes atitudes, além do cuidado com a alimentação.

O tratamento baseia-se numa mudança de estilo de vida, que inclui medidas comportamentais, alimentares e reeducação da função intestinal. Antes de tudo, porém, é preciso que um profissional de saúde avalie as causas da irregularidade intestinal, já que pode haver outros fatores envolvidos, como o consumo de determinados medicamentos de uso diário, como antidepressivos, anti-hipertensivos e anticonvulsivantes.

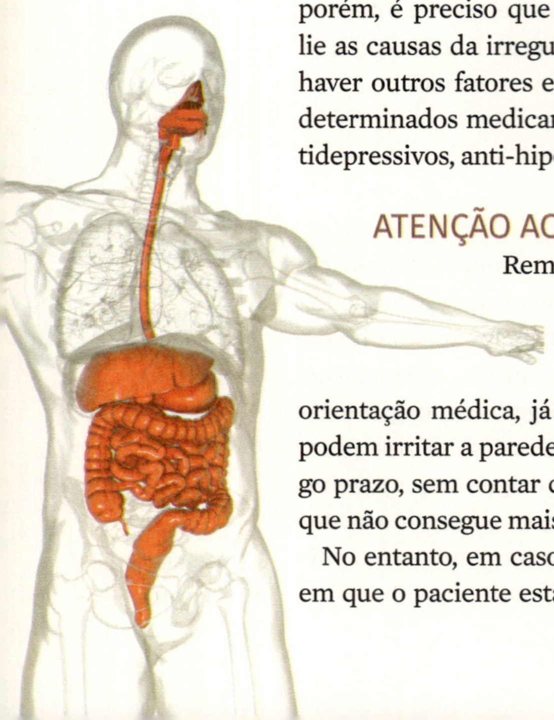

ATENÇÃO AOS MEDICAMENTOS

Remédios específicos para a constipação ou para diminuir os gases podem fazer parte do plano, mas somente com orientação médica, já que mesmo produtos naturais podem irritar a parede intestinal e causar danos a longo prazo, sem contar que muita gente fica tão viciada que não consegue mais ir ao banheiro sem eles.

No entanto, em casos mais graves, ou em situações em que o paciente está acamado, por exemplo, certos remédios podem ser necessários. Também é preciso considerar que determinadas doenças têm influência sobre o trânsito intestinal, como transtornos neurológicos (como Parkinson e AVC), psiquiátricos (como bulimia e anorexia), endócrinos (como diabetes e hipotireoidismo), doenças inflamatórias que afetam o cólon e intolerâncias alimentares.

Muita gente adia a ida ao banheiro, atitude que, repetida com frequência, pode acentuar os problemas intestinais.

Condições temporárias, como a gravidez, também podem exacerbar a prisão de ventre, bem como a desidratação, a ansiedade e até problemas nos dentes, como pouca saliva ou mastigação inadequada.

RESPEITE A SUA VONTADE

Um dos primeiros conselhos que os especialistas dão para quem tem "intestino preguiçoso" é evacuar sempre que a vontade surge. Parece até bobagem, mas não é. Muita gente prefere dormir mais dez minutos do que reservar um tempo após o café da manhã para se sentar no "trono" e evacuar. E então, ao chegar no trabalho, há tanta coisa para fazer que, novamente, a ida ao banheiro é adiada.

Muitas crianças também têm mania de reprimir a vontade simplesmente porque há coisas mais interessantes para fazer, como brincar ou assistir à TV. Nesse caso, é importante que os pais ou cuidadores incentivem um horário regular para a evacuação, ou que se ofereçam para contar uma história, por exemplo, enquanto o pequeno tenta fazer suas necessidades.

Para muita gente, ainda existe uma certa inibição para evacuar em banheiros públicos ou comunitários, pelo receio da sujeira ou vergonha de que alguém ouça algum ruído ou sinta o cheiro das fezes.

Mas é importante saber que, toda vez que o reflexo da evacuação é inibido, a vontade passa, e o intestino precisa de um novo estímulo para fazer o alarme soar. Com o tempo, reprimir esse reflexo torna-se um hábito e a pessoa já nem tem consciência disso.

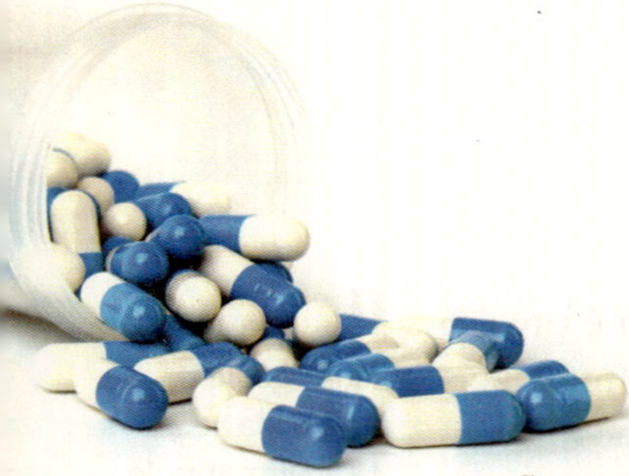

DORES NO ESTÔMAGO

Quanto aos males que afetam o estômago, como a azia, gastrite e o refluxo, são um alerta para buscar uma consulta com um gastroenterologista, que identificará por meio do histórico clínico e de uma conversa com o paciente os possíveis sintomas que indicam casos crônicos. Uma endoscopia também pode auxiliar o médico a diagnosticar o refluxo. Outro detalhe é que, após as refeições, os sintomas costumam se intensificar, então é sempre um bom momento para entender a doença.

A principal indicação para tratamento é a mudança de hábitos alimentares, com uma carga menor de alimentos industrializados e mais verduras, legumes, frutas e água. Em casos mais graves, o refluxo pode ser tratado com auxílio medicamentoso.

Além disso, existem pessoas que possuem ou são predispostas a ter distúrbios gástricos e digestivos que vão além do refluxo, e por isso pode ser preciso um tratamento que englobe todos os problemas.

O FÍGADO E A MEDICINA

Nos meses mais quentes, a tendência é que o consumo de bebidas alcoólicas aumente, começando por aquela cervejinha para refrescar no fim da tarde. Mas não para por aí. Ela tem como acompanhamentos petiscos como batata, peixe e camarão fritos, porções de pastel, bolinhos, salame e amendoim, entre outros.

Tudo bem, não é preciso se privar totalmente desses prazeres, mas, por outro lado, não dá para se apegar ao fato de o fígado ser um órgão com alta capacidade de regeneração, bastando às vezes apenas eliminar o que está fazendo mal para que ele volte ao normal. Há ainda quem subestime a esteatose hepática porque ela pode surgir e ser curada várias vezes ao longo da vida. São condutas erradas que devem ficar no passado, dando lugar aos cuidados preventivos.

Ter um horário fixo para ir ao banheiro todos os dias é uma forma de fazer o intestino funcionar melhor.

É verdade que a evolução da medicina também favoreceu a recuperação da boa forma do órgão. Nos últimos anos, os medicamentos para o tratamento das hepatites virais B e C representam um grande passo da ciência para a melhora da qualidade de vida e da sobrevida de pacientes com doenças hepáticas.

Além disso, o transplante de fígado para o tratamento das doenças hepáticas em fase avançada demonstrou uma significativa melhora na conduta médica. Essa inclui não só novas terapêuticas da hepatite C, que devem curar 90% dos pacientes em tratamentos mais rápidos e seguros, como também novos métodos que têm possibilitado diagnósticos mais simples e menos invasivos das doenças hepáticas.

PREVENIR É MELHOR QUE REMEDIAR

Mas os estudiosos são unânimes em afirmar que, se é possível prevenir, não há o que justifique deixar o problema evoluir até a necessidade de um transplante para então contar com os cuidados que a medicina pode oferecer. Os problemas do fígado frequentemente são silenciosos, por isso uma avaliação médica rotineira e dirigida pode levar a um diagnóstico precoce, facilitando o tratamento e melhorando o prognóstico.

E mesmo com tantas possibilidades de prevenção e cura, muitos problemas que começam com um descuido com a saúde do fígado podem evoluir a ponto de um transplante de órgão ser a única alternativa para a solução. O Brasil é um dos maiores centros transplantadores mundiais, aumentando progressivamente em número com o passar dos anos. Dados do Ministério da Saúde mostram que mais de 12 mil transplantes de órgãos sólidos foram realizados em 2021 no Sistema Único de Saúde. O problema, porém, é que 38% das famílias se recusam a doar os órgãos para outros pacientes, e por isso a fila ainda é maior, já que a demanda é muito superior à oferta.

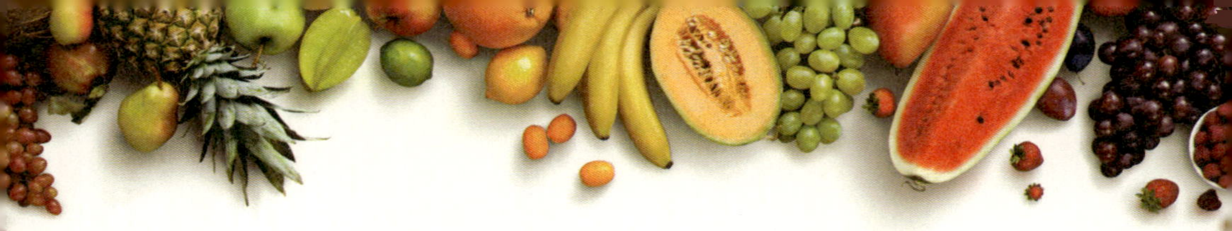

Uma boa dieta é **parte da solução**

Está em suas mãos toda a força de vontade necessária para mudar a rotina e se adaptar aos hábitos que irão acrescentar pontos positivos para sua saúde. A manutenção de uma dieta adequada, a prática de exercícios físicos regulares e manter a antena ligada para que o estresse não abale demais. Tudo isso contribui (e muito!) para que a gastrite não apareça ou, no mínimo, tenha os sintomas bem controlados. Para conseguir atingir essas metas, preste atenção em algumas estratégias saudáveis e adote desde já.

FRACIONE AS REFEIÇÕES

A divisão alimentar ao longo do dia é extremamente importante para aliviar o sistema digestório, pois ajuda a reduzir a fome e a vontade de fazer uma "supercompensação" nas próximas refeições. Para isso, evite ficar horas sem comer e estabeleça a meta de ingerir algo a cada três horas. Dessa maneira, conseguirá consumir um volume menor de alimentos a cada vez que comer.

É indicado também fazer as refeições em ambientes tranquilos e mastigar bem os alimentos. Para finalizar, evite consumir produtos em temperaturas extremas: não coma nada muito quente ou muito gelado.

FRUTAS EM DESTAQUE

Pode parecer difícil, mas controlar o consumo de doces e substituí-los por frutas frescas é a melhor estratégia para evitar as dores da gastrite. O consumo delas, regularmente, fará bem para a mucosa estomacal.

Entretanto, não escolha frutas ácidas, como laranja-pera, abacaxi, caju, maracujá, goiaba e limão. No caso dos doces, evite os concentrados, como goiabada, marmelada, leite condensado e chocolate. Sempre preste atenção nas reações do seu organismo diante do consumo de determinado alimento, pois isso não é igual para todos os indivíduos.

DETOX DO FÍGADO

Ter uma dieta saudável é uma das principais premissas para quem quer manter a saúde em dia. E quando o assunto é a saúde do fígado, os cuidados com a alimentação se fazem ainda mais necessários, afinal é preciso controlar de forma rigorosa os níveis de gordura e carboidratos, que, em excesso, podem levar ao desencadeamento ou agravamento da esteatose hepática, popularmente conhecida como fígado gorduroso.

Além das tentações repletas de gorduras e carboidratos que estão por todas as partes e a consequente dificuldade de resistir a elas, o sedentarismo dificulta o funcionamento do fígado. Então, eis que temos o "cenário" perfeito para o aparecimento de problemas. Isso sem considerar o consumo de álcool e as armadilhas da vida corrida que nos levam a aderir a alimentos industrializados com maior frequência.

Ao evitar produtos industrializados, não há sobrecarga de aditivos químicos, que são tóxicos para o fígado, pois é ali que ocorre a metabolização para que eles sejam eliminados e detoxificados do nosso organismo. Além disso, para que a doença não se instale ou seja revertida, os vegetais não podem ficar fora do prato, assim como diversos outros alimentos, como as oleaginosas, que ajudam a limpar o órgão. Eles favorecem o processo de desintoxicação e são importantes porque promovem a transformação das toxinas que passam pelo fígado em substâncias hidrossolúveis - e, dessa forma, essas substâncias são eliminadas facilmente.

A Organização Mundial da Saúde (OMS) recomenda uma ingestão de no mínimo 400 g de legumes, frutas e verduras por dia. Quem não tem esse hábito pode começar aos poucos.

Nutrientes aliados

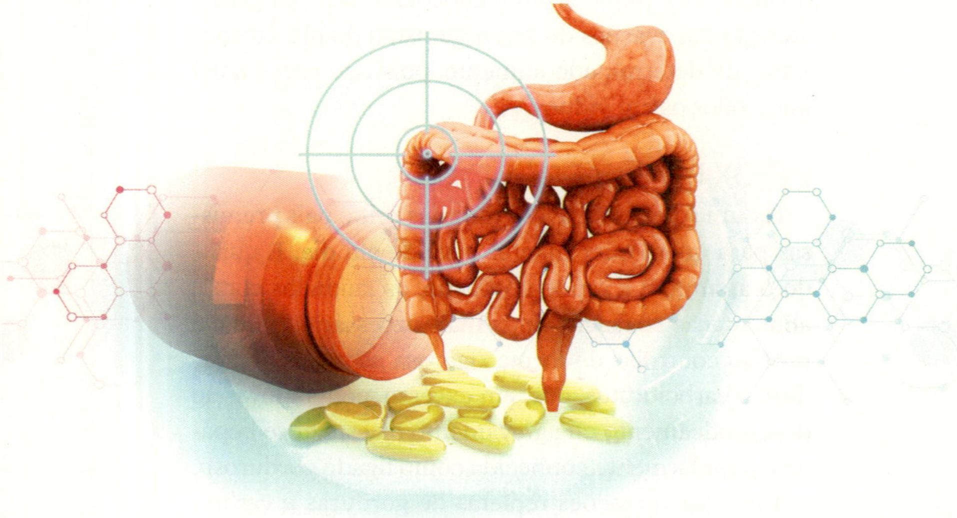

No caso do intestino, existem diversas causas para o mau funcionamento dele, mas a má alimentação é uma das principais. Alcançar a média de 30 g diárias de fibras não é fácil para os ocidentais, habituados a refeições ricas em carboidratos refinados, como arroz e pão brancos, pizza, macarronada e salgadinhos. Para piorar, nem sempre o consumo de carne é acompanhado de vegetais fibrosos, o que torna a digestão mais lenta.

A prisão de ventre costuma ser combatida com dieta adequada, ingestão de líquidos, horários regulares para evacuar e atividade física frequente, por pelo menos 150 minutos semanais. Mas, em alguns casos, o problema torna-se crônico e é preciso contar com a ajuda de um profissional de saúde para solucioná-lo. O uso de laxantes e supositórios não deve ser feito por conta própria, pois se pode gerar uma espécie de dependência – a pessoa não consegue mais ir ao banheiro sem os remédios.

AÇÃO PROBIÓTICA

Por outro lado, pessoas que sofrem com o “intestino solto” e que frequentemente sentem dores abdominais seguidas de diarreias precisam consultar o médico para averiguar o que está por trás dos sintomas. Intolerâncias alimentares, doenças inflamatórias ou mesmo infecções causadas por erros ao se armazenar ou preparar a comida podem estar entre as causas.

A prisão de ventre é um problema frequente entre idosos, mas pode ser revertida com a inclusão adequada de fibras e líquidos no cardápio, bem como a prática de exercícios.

Com a absorção de substâncias pelo intestino prejudicada, ainda que a pessoa siga um cardápio equilibrado, os nutrientes não chegarão ao destino. A longo prazo, isso pode comprometer a saúde, além de prejudicar bastante a qualidade de vida.

O uso de probióticos, que ajudam a reforçar a presença de bactérias “do bem” no intestino, é útil tanto para quem vive constipado como para quem sofre com diarreias frequentes. E também é indicado para quem precisa tomar antibióticos — os medicamentos combatem microrganismos causadores de doenças, mas também atacam aqueles que protegem nossa saúde. Eles hoje podem ser encontrados em produtos como iogurtes ou nas farmácias.

VITAMINAS PARA O FÍGADO

Todos os nutrientes com ação antioxidante são indicados para combater os problemas no fígado. As vitaminas do complexo B, em especial a B12, têm essa ação e a função hepatoprotetora.

A B12, também chamada de cobalamina, destaca-se porque tem estrutura mais complexa e contém o mineral cobalto. É encontrada em alimentos de origem animal, como carnes, leite, peixes e ovos.

Nas carnes vermelhas e aves, a maior concentração desse nutriente está nos rins e no fígado. O ácido fólico e o selênio são elementos que também agem protegendo o órgão. A quantidade diária recomendada é de 2,4 mg para homens e 2,6 mg para grávidas e mulheres.

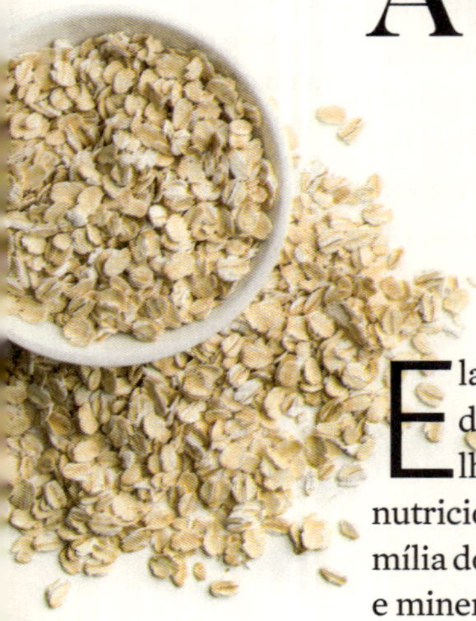

Aveia protege o intestino

Ela acompanha iogurtes, frutas, mingaus e bebidas lácteas, faz parte do café da manhã de milhões de pessoas e é conhecida por seu rico valor nutricional. Trata-se da aveia, um cereal da mesma família do trigo, mas com maior quantidade de vitaminas e minerais benéficos ao organismo.

Popular entre os britânicos, a aveia já levou o título de um dos cereais mais saudáveis que existem pelos especialistas em nutrição. Isso fez com que esse ingrediente fosse reconhecido pela Agência Nacional de Vigilância Sanitária (Anvisa) como um alimento com propriedades funcionais.

FIBRAS EM DESTAQUE

Para se ter noção do poder nutritivo desse alimento, um estudo da Universidade de Pequim, na China, aponta que a aveia pode ser uma boa opção de grão integral para diabéticos com excesso de peso. Outra pesquisa feita na Universidade de Ottawa, no Canadá, mostra que o cereal possui o potencial de reduzir os níveis de colesterol no organismo.

Mas, popularmente, a aveia é conhecida mesmo pela sua quantidade de fibras, que ajudam o intestino a funcionar regularmente e, claro, seguram a fome por mais tempo. Denominadas de betaglucanos, as fibras encontradas na aveia têm a capacidade de se misturar à água, formando um tipo de gel que aumenta a viscosidade dos alimentos no estômago, o que favorece a saciedade.

MAIS SAÚDE GASTROINTESTINAL

Outra característica bem estudada desses grãos é a capacidade de equilibrar os níveis de glicose no sangue, o que previne a resistência à insulina e diminui o risco de diabetes e síndrome metabólica.

Junto aos betaglucanos, o amido resistente da aveia também não é digerido pelo trato gastrointestinal e contribui para o bom funcionamento do intestino. O cereal ainda contém ácido butírico, importante para a saúde das células do cólon e a prevenção de distúrbios inflamatórios do intestino.

NUTRIENTES DE SOBRA

Em cada grão, é possível destacar a presença de magnésio e de vitaminas do complexo B, que exercem um papel importante para o sistema nervoso, ajudando até a evitar transtornos como a depressão. E, por conta do alto teor de fibras, a aveia é considerada uma excelente fonte de carboidratos complexos, ou seja, que apresentam uma absorção mais lenta, sem causar picos de glicemia e insulina, sendo a ingestão recomendada antes da prática de exercícios físicos por disponibilizar mais energia para a atividade.

A aveia também tem uma quantidade considerável de proteínas vegetais, mas, por não fornecer todos os aminoácidos essenciais para o corpo, é preciso combiná-la com outras fontes proteicas, como feijão e lentilha. E além das boas quantidades de carboidratos, proteínas, fibras e minerais, é rica em vitamina E, zinco, cobre, cálcio, ferro, magnésio e manganês.

BOM PARA O FÍGADO

Um estudo publicado pelo periódico *Plants Food Human Nutrition* e feito na China revelou que o consumo regular de aveia é capaz de reduzir o peso corporal, o IMC, a gordura corporal e a relação cintura-quadril em pacientes com excesso de peso.

A aveia pode ser uma boa opção de grão integral para diabéticos com excesso de peso e tem potencial de reduzir os níveis de colesterol no organismo.

Além disso, o cereal possui uma poderosa função hepática, já que é bem tolerado pelo organismo e capaz de diminuir sintomas da chamada esteatose, que é conhecida popularmente como gordura no fígado. Outra análise, feita pelo *Journal of Functional Foods,* também concluiu que a aveia pode atuar como um complemento terapêutico para distúrbios metabólicos, eliminando boa parte da gordura do fígado.

MELHORA ESTOMACAL

A gastrite é uma doença que está em constante crescimento, e as estimativas de organizações de saúde é que nos próximos anos aumente ainda mais esse problema de saúde em muitos países. Por esse motivo, buscam-se terapias dietéticas eficazes que possam aliviar o curso dessa doença. E uma delas, que se mostrou eficaz durante análises científicas, é o consumo moderado de aveia nas refeições.

Suas fibras são consideradas fonte de carboidrato complexo por terem uma absorção lenta no organismo.

Uma pesquisa da revista científica *Nutrients* demonstrou a existência de um efeito benéfico dos betaglucanos da aveia no combate à gastrite crônica. O cereal consegue diminuir o dano da mucosa estomacal e causa mudanças saudáveis na concentração fecal após 30 dias de consumo.

CONTROLE DAS FEZES

Devido à sua composição de compostos bioativos, lipídios e fibras, a aveia também foi analisada a fundo por cientistas da *Nutritional Review*, para que os especialistas pudessem entender melhor os efeitos do alimento na saúde gastrointestinal.

O consumo regular foi capaz de diminuir o pH fecal e alterar as bactérias das fezes em pacientes que apontavam problemas de saúde no intestino. Comer uma colher de farelo de aveia, com quantidades entre 40 e 100 gramas ao dia, pode aumentar a massa bacteriana fecal e os ácidos graxos de cadeia curta em humanos.

TRÂNSITO INTESTINAL

Justamente por manter a saúde do trânsito intestinal, a aveia é responsável por aliviar doenças que afetam essa região do organismo, como a diarreia e a constipação. No caso da primeira, ela permite que o corpo mantenha mais nutrientes até uma recuperação eficaz aliada à hidratação adequada.

Já no segundo, estudiosos do *Journal of Medicine Food* demonstraram que o consumo ao longo de duas semanas de farelo de aveia foi capaz de melhorar sintomas de constipação intestinal e diminuir o risco de prisão de ventre, especialmente entre os mais jovens.

MINGAU PARA AS CRIANÇAS

A partir da introdução alimentar, a aveia pode fazer parte da dieta das crianças, já que o mingau de aveia é um alimento de fácil mastigação. Só que, muito mais do que a textura, esse prato possui outra vantagem que serve tanto para crianças como para os adultos. Segundo a Academia Americana de Pediatria, por sua espessura, os grãos de aveia são melhores para a digestão do que farelos de trigo e arroz, evitando assim sintomas de refluxo gastrointestinal. Além disso, diferentemente das outras opções citadas, o farelo de aveia possui níveis baixos de arsênico, mineral que pode trazer riscos à saúde humana.

PARA OS ATLETAS

Graças à alta concentração de fibras solúveis, que ajudam no trânsito intestinal, ao se misturar com a água dentro do organismo, a aveia cria um gel em torno do bolo alimentar, melhorando seu transporte por todo o sistema digestivo. Esse processo retarda a assimilação de açúcar, removendo calorias do corpo ao reduzir a absorção de gordura alimentar e mantendo o sangue com baixos níveis de açúcar.

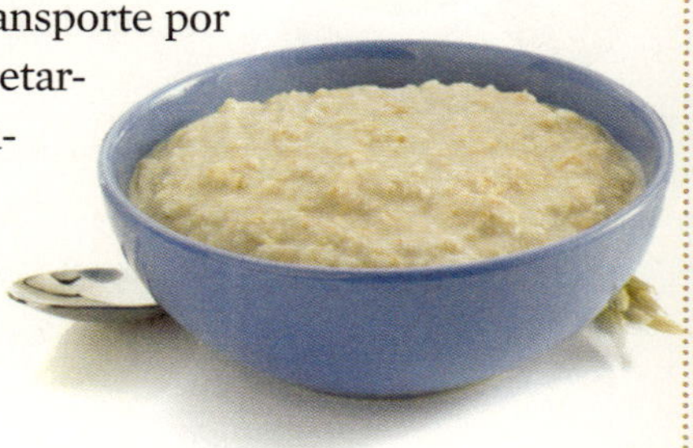

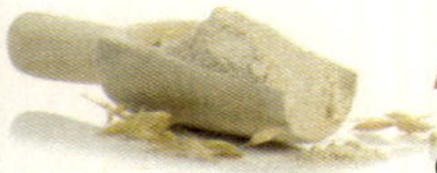

CHEIA DE NUTRIENTES

AVEIA (VERSÃO EM FARINHA)

Calorias	370 kcal
Proteínas	14,9 g
Lipídios	7 g
Fibras dietéticas	10,3 g
Ferro	4,41 mg
Potássio	333 mg
Cálcio	47,5 mg
Fósforo	152 mg
Magnésio	117 mg
Sódio	4,59 mg
Zinco	2,61 mg
Vitamina C	1,34 mg

*DADOS EM 100G DOS ALIMENTOS IN NATURA DE ACORDO COM A TBCA

Sua primeira refeição

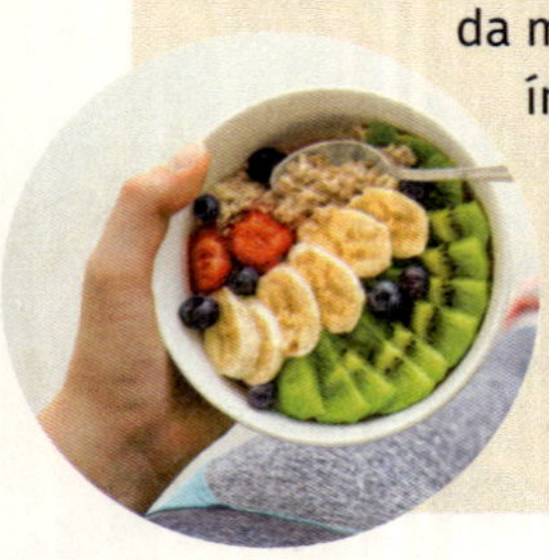

Pessoas que consomem aveia no café da manhã apresentam índice de massa corporal (IMC) menor do que aquelas que costumam pular essa refeição. O resultado é curioso, pois a aveia não é exatamente pobre em calorias - uma porção de 100 g contém 394 kcal. A explicação, segundo os cientistas, é que as fibras e proteínas presentes nos grãos mantêm a fome sob controle por mais tempo, evitando que a pessoa exagere em outras refeições.

Do café da manhã ao jantar

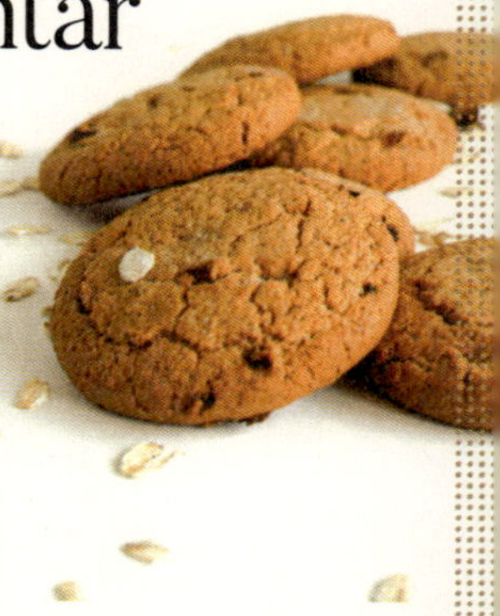

Para entender melhor qual é a aveia ideal para o seu dia a dia, primeiro é preciso identificar as versões encontradas nos mercados e mercearias. A opção em farinha tem aproximadamente 370 kcal em uma porção de 100 g, e é a parte interna do grão, ou seja, as fibras da casca são descartadas. Por conta disso, esse tipo de aveia mantém apenas os carboidratos, as proteínas e os minerais. Pode ser utilizada no lugar da farinha de trigo no preparo de bolos, tortas, pães e biscoitos.

ESCOLHA O TIPO IDEAL

A versão em flocos tem a mesma quantidade de calorias, e os grãos são prensados. Pode ser polvilhada em frutas, iogurtes, saladas, sopas ou adicionada em molhos e sopas. Já a versão em grãos tem cerca de 363 kcal em 100 g, e pode ser usada para substituir o arroz.

Por fim, um derivado que tem aparecido mais é o chamado *oat bran*. Com 320 kcal em 100 g, é um farelo de aveia diferenciado, com uma quantidade de fibras maior que as versões em flocos, já que é extraído da parte mais externa do grão.

TEM OU NÃO TEM GLÚTEN?

Com exceção de bebês recém-nascidos, qualquer pessoa pode consumir aveia, independentemente da idade. Mas isso não quer dizer que não existam contraindicações. Em dietas com restrição de fibras, seu uso não é recomendado.

Já em relação ao glúten, apesar de não ter a substância que é contraindicada para pessoas com alergia ou doença celíaca, no Brasil algumas marcas costumam armazenar a aveia nos mesmos maquinários em que passam o trigo e a cevada, e por isso pode vir a ter contaminação cruzada com o glúten.

É importante sempre ler os rótulos e embalagens de aveia para identificar se há ou não a presença de glúten por contaminação cruzada.

Opte por farinha ou farelo de aveia na hora de preparar bolos, pães e outras massas

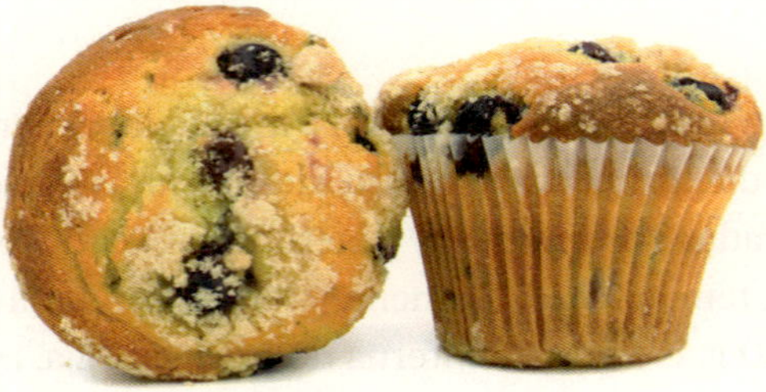

Muffin para soltar o intestino

Rendimento: 12 porções
Tempo de preparo: 30 minutos

INGREDIENTES

- 1 ¼ xíc. (chá) de aveia
- 1 col. (sopa) de farinha de trigo integral
- 1 col. (chá) de sal
- 1 col. (sopa) de fermento em pó
- 1 col. (chá) de canela
- ½ xíc. (chá) de açúcar
- ⅓ xíc. (chá) de maçã fatiada
- 1 col. (chá) de extrato de baunilha
- 1 col. (chá) de vinagre de maçã
- 1 col. (sopa) de suco de laranja fresco espremido
- ¼ xíc. (chá) de castanhas trituradas
- 1 xíc. (chá) de frutas vermelhas
- ½ xíc. (chá) de chá preto
- 1 col. (sobremesa) de chia

MODO DE PREPARO

1. Preaqueça o forno em temperatura média. 2. Ferva ½ xícara de água e faça a infusão do chá. 3. Em seguida, adicione a semente de chia, mexa bem e reserve por alguns minutos. 4. Misture os ingredientes secos em uma tigela grande, exceto as castanhas. 5. Adicione os ingredientes molhados na sequência e mexa bem, já que a massa será muito grossa neste momento. 6. Inclua o chá à mistura para soltar a massa e as castanhas. Despeje tudo nas formas de muffin e asse por cerca de 22 minutos.

Shake anticonstipação

Rendimento: 1 porção
Tempo de preparo: 10 minutos

INGREDIENTES

- 150 ml de água gelada
- 1 maçã
- ½ mamão papaia
- 1 colher (sopa) de farelo de aveia

MODO DE PREPARO

1. Bata todos os ingredientes no liquidificador até que vire uma mistura homogênea. 2 Sirva ainda gelado para consumo imediato.

Bolo de banana contra o refluxo

Rendimento: 6 porções
Tempo de preparo: 45 minutos

INGREDIENTES

- 4 bananas bem maduras
- 3 ovos
- 1/3 de xíc. (chá) de óleo
- 1 col. (chá) de canela
- 2 xíc. (chá) de aveia
- 1 col. (sopa) cheia de fermento

MODO DE PREPARO

1. Preaqueça o forno em temperatura média (180 °C) e unte bem uma forma pequena de bolo com buraco no meio.
2. Bata no liquidificador todos os ingredientes, deixando a aveia com o fermento por último. 3. Ponha a massa na forma e leve ao forno por 20 minutos, ou até dourar. 4. Deixe esfriar um pouco antes de servir.

Azeite de oliva contra a constipação

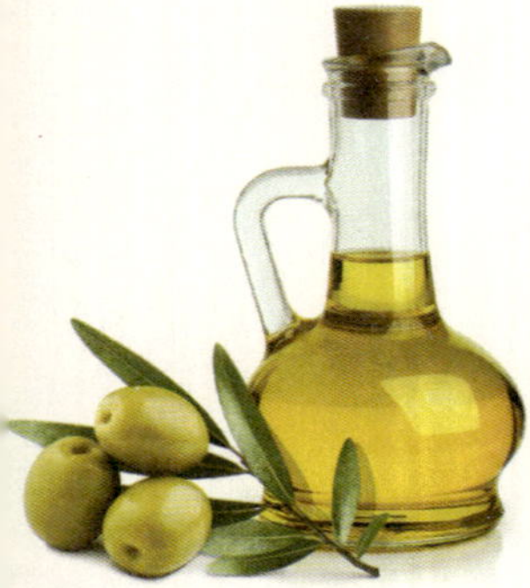

Você já deve ter ouvido falar que as fontes de alimentos com gorduras do "bem", como as do azeite e do abacate, estão associadas à boa saúde cardiovascular. Não à toa, existem evidências que comprovam que a dieta mediterrânea, rica nesse tipo de lipídio, é capaz de diminuir em até 30% o risco de doenças que acometem o coração. Mas saiba que o líquido extraído das azeitonas também é excelente para outro órgão: o intestino. Isso porque o benefício é mecânico, ou seja, o óleo atua como um lubrificante e emulsificante natural, favorecendo o transporte das fezes.

Há até quem recomende tomar uma colher de sopa todo dia em jejum para combater a constipação.

VANTAGEM DAS OLIVEIRAS

Outro ponto a favor do azeite de oliva é que ele é rico em ácidos graxos monoinsaturados, como o ácido oleico, que melhoram o perfil geral das gorduras do sangue e, por esse motivo, conseguem reduzir as taxas de colesterol ruim e aumentar as do colesterol bom.

Além disso, por ser prensado a frio, o azeite extravirgem é tão puro que pode ser comparado a um suco de frutas: preserva os antioxidantes da azeitona, notadamente os polifenóis e a vitamina E. Portanto, é isso que o faz ser diferente em relação aos outros óleos vegetais, como milho, soja, girassol e canola, já que os demais recebem solventes químicos ao passarem pelo mesmo processo de refinação e, com isso, perdem boa parte desses agentes benéficos.

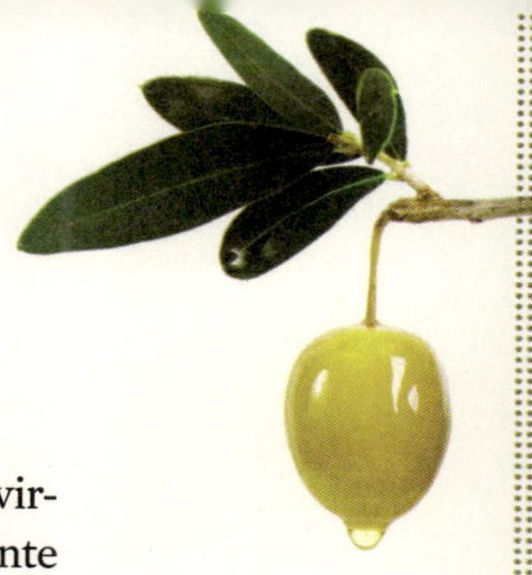

CÓLON SAUDÁVEL

Mas o azeite de oliva, em especial o do tipo extravirgem, possui outra propriedade funcional importante no quesito saúde intestinal: seus antioxidantes agem como anti-inflamatórios, o que é interessante para a prevenção de problemas crônicos nesse órgão.

Um estudo realizado por pesquisadores da Universidade de Oxford, por exemplo, mostrou que o azeite é tão eficaz como as frutas e os vegetais na prevenção do câncer colorretal, um dos mais frequentes na população ocidental - com números de incidência crescendo. A equipe comparou as taxas da doença e o consumo do óleo em 28 países diferentes para chegar a tal conclusão, que foi publicada no *Journal of Epidemiology and Community Health.*

A POTÊNCIA DO ÔMEGA 3

Presente não somente no azeite de oliva, como também no óleo de algodão, de canola e muitos outros, o ômega 3 logo se tornou uma exceção entre as demais gorduras. Ele é essencial para o funcionamento regular do organismo e, por isso, está liberado para fazer parte do cardápio semanal de quase todas as pessoas.

Os ácidos graxos da série ômega 3 não são produzidos pelo corpo humano, mas é importante ingeri-los com certa regularidade. É que, ao consumi-lo, a gordura se transforma em energia para as células e auxilia na redução de triglicerídeos e colesterol, além de diminuir a incidência de doenças cardiovasculares e promover uma ação antitrombogênica e anti-inflamatória para o intestino, melhorando dessa forma a viscosidade com que o sangue percorre o órgão.

Com tantos benefícios reconhecidos, um estudo veiculado no *The American Journal of Clinical Nutrition* deixa claro que a falta de ômega 3, principalmente em idosos, aumenta o risco de morte por causas diversas, bem como promove um declínio cognitivo acelerado.

O azeite é um produto 100% natural, sendo um verdadeiro sumo de azeitonas, se comparado à variedade dos óleos vegetais que são extraídos de sementes oleaginosas moídas.

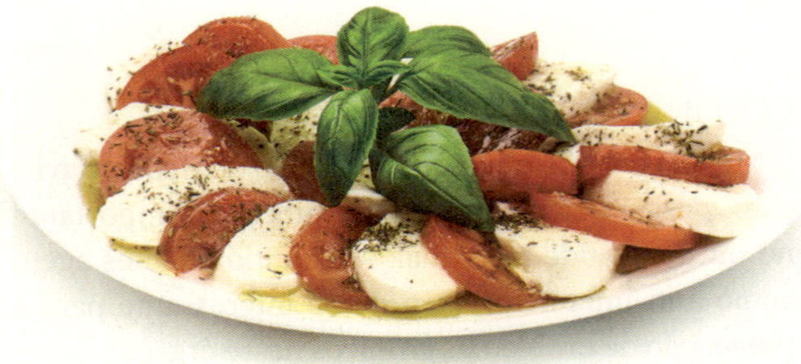

BLINDAGEM DAS BOAS

Usado diariamente em saladas, o azeite apresenta uma boa dose de antioxidantes que fortalecem o sistema imunológico. Entre os principais componentes, destacam-se os polifenóis, elementos que ajudam a prevenir uma série de doenças.

O consumo diário do ingrediente ainda melhora o perfil lipídico, inibe a oxidação responsável pela formação de placa de gordura, diminui a agregação plaquetária que induz à inflamação e, finalmente, estimula a produção de óxido nítrico, um importante agente regulador da pressão arterial.

Além do azeite, os polifenóis são fitoquímicos encontrados em frutas, legumes, ervas, temperos, grãos e verduras. Essas substâncias ajudam as plantas a se proteger de ameaças naturais, por exemplo.

Virgem versus extravirgem

Ao procurar o produto no supermercado, é comum se deparar com uma infinidade de opções e uma gama variada de preços. O azeite de oliva extravirgem costuma ser mais caro. Mas também é a opção mais saudável, já que o nível de acidez alcança, no máximo, 1%. Por isso, você pode reservá-lo para temperar pratos crus. O virgem, com acidez um pouco maior, pode ficar bem em receitas de molhos ou maioneses. E os azeites puro e refinado, mais baratos, costumam ser menos concentrados e mais ácidos, e podem ser usados na frigideira ou no forno, uma vez que o aroma do extravirgem se perde quase todo com a exposição ao calor.

DIGESTÃO E BEM-ESTAR

Como se não bastassem os efeitos citados, o azeite de oliva contém diversos fitonutrientes que ajudam a manter saudáveis outros órgãos como o fígado, a vesícula biliar e o sistema digestório inteiro.

No entanto, para desfrutar desse benefício, é preciso saber que ele possui um ponto de fusão mais baixo do que outros óleos vegetais. Isso acontece porque, ao atingir uma temperatura muito elevada, as suas gorduras insaturadas, aquelas consideradas boas para o organismo, se convertem rapidamente em gorduras saturadas, que acabam piorando a digestão.

Os produtos decorrentes da "queima" indesejada do azeite podem produzir um gosto amargo e deixar o óleo com cor escurecida e consistência gosmenta, sem agregar os nutrientes esperados à saúde.

ADAPTAÇÃO MEDITERRÂNEA

Um estudo publicado no periódico científico *Diseases of Esophagus* apontou que o consumo de azeite de oliva como parte de uma dieta mediterrânea saudável, supervisionada por um nutricionista, seria positivo para evitar casos de refluxo e azia. Para essa conclusão, os cientistas compararam a alimentação regular de mais de 800 homens e mulheres adultos na Albânia, um país localizado no sudeste da Europa. Foram observados ainda sintomas ligados ao refluxo gastroesofágico de acordo com o padrão alimentar.

Como resultado, aqueles que seguiram uma dieta rica em azeite de oliva, peixes, frutas e vegetais ao longo dos meses tiveram um risco significativamente menor do que outros indivíduos que consumiram mais *fast food*, refrigerantes, salgadinhos e outros alimentos industrializados. E o que chamou a atenção dos pesquisadores foi que esse benefício extra estaria não só associado à ausência de gorduras saturadas, sódio e açúcar desse tipo de dieta, mas também aos

O óleo é rico em vitamina A e E, tocoferóis e tecotrienóis, que atuam como antioxidantes.

Você pode utilizar azeites mais em conta em frituras e receitas quentes, deixando o extravirgem, mais caro, apenas para temperar saladas cruas.

nutrientes absorvidos dos alimentos mais consumidos, em especial, do óleo de oliva extravirgem.

TESTES PROMISSORES

A gastrite crônica costuma ser causada pela bactéria *Helicobacter pylori* (*H. Pylori*), e tem levado cientistas a estudarem mais a respeito de curas e tratamentos acerca desse microrganismo. Recentemente, um estudo do jornal *Frontiers in Microbiology* encontrou uma relação entre o consumo regular de azeite de oliva e um menor risco de ocorrência da doença.

De acordo com os pesquisadores, o efeito *in vitro* do azeite extravirgem foi testado em camundongos com gastrite para entender como o estômago dos animais se comportava perante esse tipo de substância. Como resultado, os compostos ativos do azeite foram capazes de atuar em duas cepas da *H.Pylori*, chamadas de hidroxitirosol e oleuropeína. Com isso, os cientistas esperam que o óleo das azeitonas seja eficaz para lidar com essas bactérias também em humanos, mas mais estudos são necessários para tirar tais conclusões.

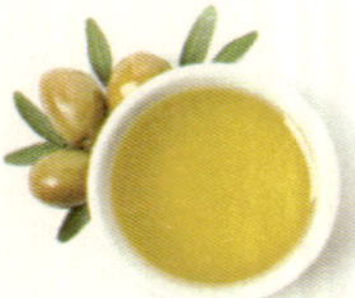

TABELA DE NUTRIENTES

AZEITE DE OLIVA

Calorias	9 kcal
Proteínas	---
Lipídios	1 g
Fibras dietéticas	---
Ferro	0,01mg
Ácidos graxos saturados	0,15 mg
Ácidos graxos monoinsaturados	0,76 mg
Ácidos graxos poli-insaturados	0,1 mg
Vitamina E	0,18 mg

*DADOS EM 1G (UMA COLHER DE CAFÉ RASA) DO ALIMENTO IN NATURA DE ACORDO COM A TBCA

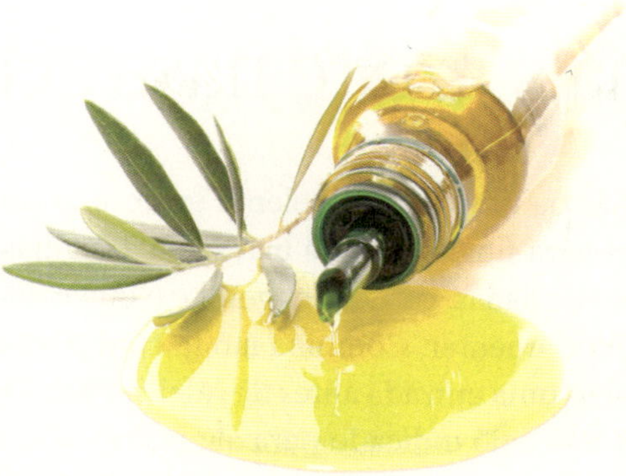

Atenção na hora da compra

Atualmente, é comum se deparar com diversos tipos de azeite, que são classificados por sua acidez, além de uma infinidade de marcas. E cada vez mais existe o risco também de o consumidor cair na lábia de algum vendedor e optar pela compra de um azeite fraudado, o que tem gerado alertas por parte da Agência Nacional de Vigilância Sanitária, a Anvisa. Mas nada de pânico! É possível escolher um produto que seja saboroso, seguro e saudável seguindo algumas regras básicas. Três características são fundamentais: a origem das azeitonas, o tipo de embalagem utilizada e a acidez do produto. Veja mais dicas a seguir.

Nacionalidade: Em todo o mundo, existem cerca de 270 tipos de azeitonas. Mas somente 24 delas são regularmente utilizadas na produção de azeites. É por isso que cada país tem seu tipo característico. Na Espanha, utiliza-se a azeitona picual; em Portugal, a galega; e na Argentina, a arauco. No Brasil, as primeiras safras de azeite estão sendo produzidas em cidades com temperatura mais fria, como as da Serra da Mantiqueira.

Armazenamento: Quando acondicionado em lata ou vidro escuro, o óleo das azeitonas está protegido da luminosidade, o que impede a oxidação, sendo mais recomendado para quem busca um azeite de qualidade.

Acidez: É determinada pela quantidade de ácidos graxos presentes no azeite, principalmente o oleico, uma gordura monoinsaturada responsável pela maioria dos benefícios do produto. Por isso, opte pelos tipos de azeite que têm pH máximo de 0,5, geralmente os de coloração esverdeada.

Inclua mais azeite nas receitas

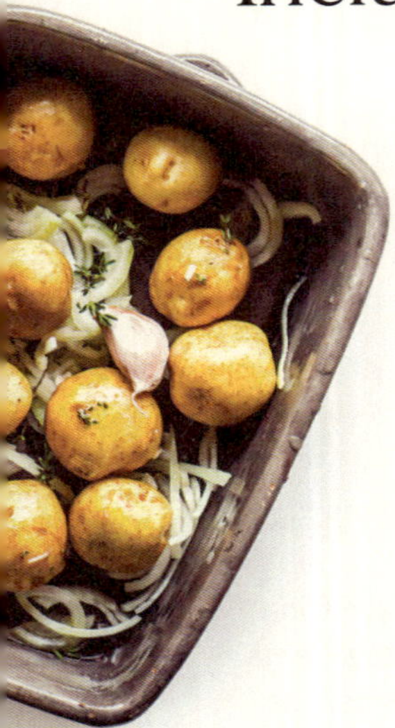

O azeite de oliva tem excelente gosto e aroma e é utilizado para finalização de macarrão, lasanhas, pizzas, peixes, saladas, carnes em geral e o que mais você quiser experimentar. Combina ainda com pães e torradas como uma entrada antes da refeição principal. E também tem sido indicado para alguns tipos de frituras, uma vez que seus ácidos graxos monoinsaturados sofrem menos oxidação que outros óleos quando submetidos a altas temperaturas.

Até mesmo em sobremesas o óleo tem ganhado relevância, como base de tortas, bolos, muffins e cookies, substituindo a gordura (como a manteiga ou a margarina) em preparos totalmente veganos.

Mas não esqueça que, apesar de todos os benefícios desse produto, o azeite ainda é um ingrediente rico em calorias. Limite o consumo a apenas duas colheres (sopa) por dia se você não quer engordar.

PONTO LIMITE

Ao optar por utilizar o azeite de oliva na culinária, o ponto máximo de aquecimento para manter as propriedades benéficas do óleo deve ser de 190 °C. Para deixar as frituras mais sequinhas, portanto, é essencial um pré-preparo da receita, cujo objetivo é diminuir a umidade do alimento.

É indicado, por exemplo, colocar a batata com casca no micro-ondas por 8 minutos antes de fritar ou fazer uma pré-fritura a 140 °C. A "crocância" estará garantida justamente pela desidratação da camada superficial da comida, sem necessidade de deixar mais tempo na imersão para atingir esse objetivo. A crocrância pode ser controlada por meio desse pré-preparo, da própria composição do alimento, do processo de fritar ou das condições pós-fritura.

CAPRICHE NOS UTENSÍLIOS

Outra questão que contribui para o gosto e a aparência é eleger a panela ideal para elaborar seus pratos. Escolha entre frigideira e panela de inox, que auxiliam no controle da temperatura. Utensílios feitos com metais catalisadores, como cobre e ferro, não são aconselhados, já que é mais difícil controlar a temperatura e pode oxidar o ingrediente.

O consumo de azeite oxidado provoca degeneração celular, que pode favorecer uma lesão do endométrio vascular e gerar a formação de placas de gordura nos vasos sanguíneos, causando doenças como a ateromatose, que atinge as artérias.

COMBINA ATÉ COM FRUTAS

As frutas ganham um gosto especial ao serem misturadas com azeite, além de ficarem mais saudáveis.Ao se unir com outros alimentos naturais, o azeite agrega mais vitaminas, como A, D, E e K. Basta escolher a sua fruta predileta, regá-la com um fio do azeite (de preferência, as versões aromatizadas) e degustar.

Além disso, você pode ainda combinar ervas e especiarias. Pimenta, alho, manjericão, alecrim, tomilho e salsinha vão deixar o azeite mais nutritivo também.

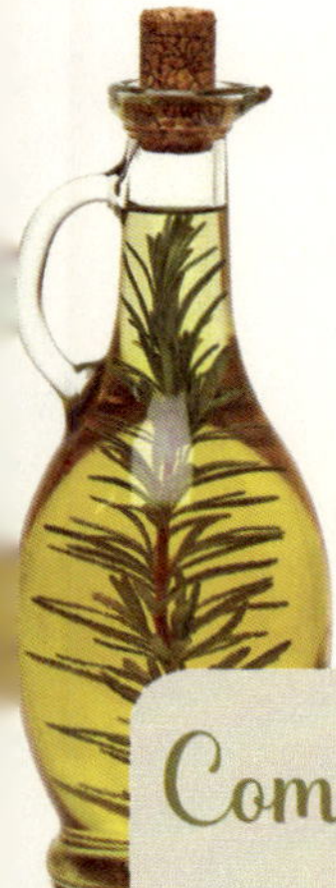

Como preparar um azeite de ervas

1. Escolha um azeite extravirgem de boa qualidade e de sua preferência. Separe também um vidro ou frasco escuro com tampa e ervas aromáticas como alecrim e manjericão, além de especiarias como alho e pimenta (o que você gostar mais).

2. Numa panela de inox, aqueça o azeite até 40° C (muito cuidado para não aquecer demais).

3. Acrescente os temperos e desligue o fogo. Quando esfriar, coloque-o na garrafa de vidro e tampe.

4. Deixe o azeite repousar por cerca de 15 dias antes de usar.

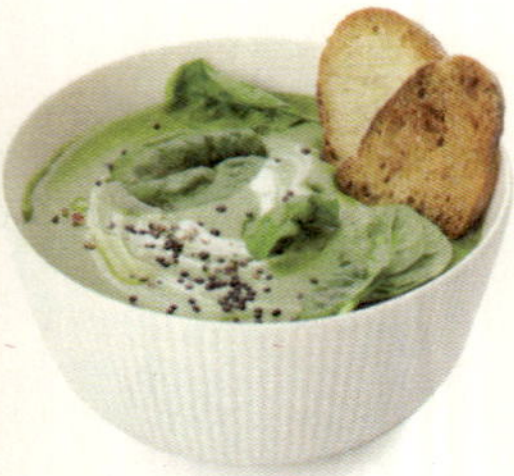

Espinafre e azeite, quando combinados, formam uma dupla excelente para proteger o coração

Sopa-creme de espinafre com azeite

Rendimento: 4 porções
Tempo de preparo: 50 minutos

INGREDIENTES

- 1 colher (sopa) de azeite
- ½ cebola descascada e picada
- 1 batata cozida, descascada e amassada
- 1 colher (café) de sal
- 1 maço de espinafre cozido e picado
- 400 ml de caldo de legumes (caseiro)
- 2 potes de iogurte semidesnatado

MODO DE PREPARO

1. Em uma panela, refogue a cebola. 2. Junte a batata amassada, o espinafre e refogue. 3. Acrescente o caldo e o sal. 4. Bata no liquidificador. 5. Volte o creme para a panela e aqueça, até ferver. 6. Desligue o fogo e junte o iogurte.

Salada de kani regada de azeite

Rendimento: 4 porções
Tempo de preparo: 20 minutos

INGREDIENTES

- 1 prato (sobremesa) de alface americana picadinha
- 4 rolinhos de kani kama desfiados
- 2 tomates cortados em tiras finas, sem sementes
- ½ cebola cortada em tiras finas
- 4 rolos de palmito desfiados
- 2 colheres (sopa) de vinagre balsâmico
- 1 colher (sopa) de azeite de oliva extravirgem
- 1 colher de sobremesa de mostarda
- Sal a gosto

MODO DE PREPARO

1. Corte todos os ingredientes sólidos em tiras bem fininhas e misture. 2. Prepare o molho misturando o vinagre, o azeite, a mostarda e o sal e despeje sobre a salada. 3. Misture e sirva a salada logo em seguida.

Biscoito integral de azeite e sementes

Rendimento: 20 porções
Tempo de preparo: 35 minutos

INGREDIENTES

- ½ xícara (chá) de sementes de abóbora cruas
- 2 colheres (sopa) de açúcar
- 1 xícara (chá) de azeite extravirgem
- ½ colher (chá) de canela em pó
- 1 pitada de sal
- 2 e ¼ xícara (chá) de farinha de trigo integral

MODO DE PREPARO

1. Preaqueça o forno a 180 °C. 2. Toste as sementes de abóbora em uma frigideira antiaderente. 3. Tire-as do recipiente e reserve. 4. Misture em uma tigela o azeite, o açúcar, a canela e o sal e mexa bem. 5. Por fim, coloque a farinha e as sementes de abóbora. Deixe a massa firmar na geladeira e depois modele-a como desejar. 6. Unte uma assadeira com óleo de coco e leve ao forno por aproximadamente 20 minutos. 7. Espere cinco minutos para tirar da assadeira. Sirva quente ou frio.

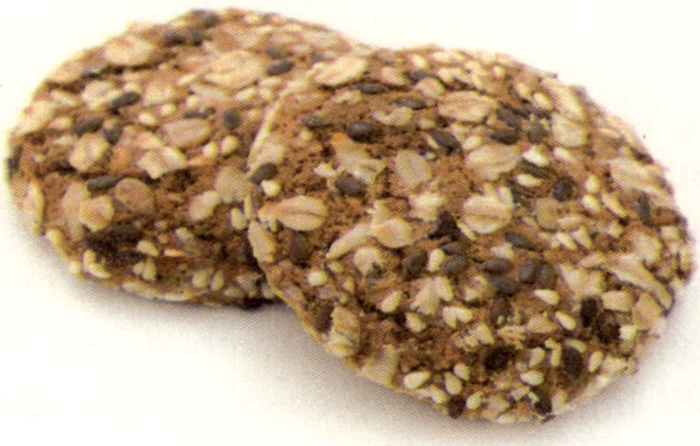

Chá verde: alívio para o fígado

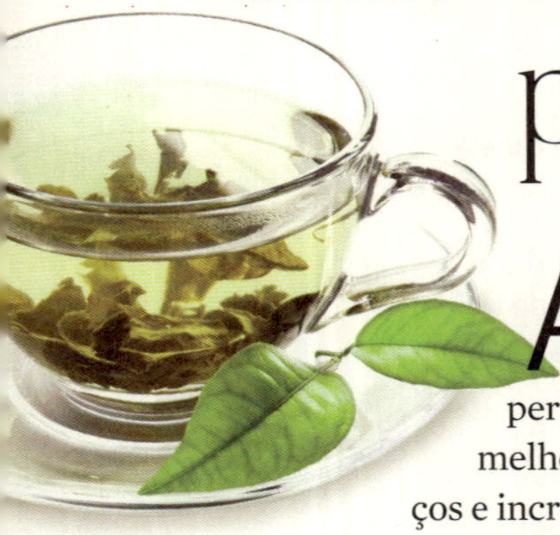

A alta ingestão de líquidos é fundamental para a hidratação, promovendo uma limpeza do organismo e facilitando seu perfeito funcionamento, com uma importante melhoria do trânsito intestinal, redução de inchaços e incremento na produção de enzimas digestivas.

E, quando o consumo também é feito através de chás, as folhas que passam pelo processo de infusão podem agregar valor ao hábito altamente recomendável.

No caso do chá verde, que mesmo sendo um pouco amargo caiu no gosto dos brasileiros, também é indicado para manter o fígado sadio, até para limpá-lo após episódios de excesso de comida ou bebida. Originário da China e da Índia, ele é produzido por meio da planta *Camellia sinensis* e está cada vez mais popularizado, sendo facilmente encontrado em supermercados e lojas de produtos naturais de todo o país.

A FORÇA DAS CATEQUINAS

Esse tipo de chá é rico em uma substância antioxidante chamada catequina, que auxilia na função hepática e na detoxificação do fígado, além de atuar como anti-inflamatório. É indicado também para fortalecer o sistema imunológico, prevenir o envelhecimento precoce e proteger o sistema cardiovascular.

As catequinas do chá verde reduzem as taxas de colesterol ruim, fortalecem veias e artérias e, de quebra, previnem a ocorrência de doenças cardiovasculares. Só para ter uma ideia, as catequinas têm uma atividade oxidante 100 vezes maior do que a vitamina C.

Além disso, uma das catequinas mais analisadas pelos estudiosos é a epigalocatequina galato. Ela desempenha um papel importante no controle do estoque de gorduras, uma vez que estimula a ativação do beta-adrenoceptor, responsável pela quebra de gordura.

BOM PARA DIGESTÃO

Outro nutriente pouco conhecido, mas que ainda assim vale a justificativa para investir em chás no dia a dia é a inulina. E ela pode ser facilmente encontrada no chá verde, na cebola, no alho, na banana, no tomate, na cevada, na aveia e no trigo. A fonte mais conhecida é a batata yacon, que vem ganhando fama saudável nos últimos anos. Outra fonte comum é a raiz da chicória, que pode ser consumida por pessoas com diabetes como um substituto do açúcar por conter de 1 a 2 kcal/g.

A inulina age no intestino grosso, ajustando a flora intestinal e estimulando o corpo a eliminar toxinas que fazem mal ao intestino e ao organismo como um todo. E também ajuda em processos digestivos. Quando digerida, ela produz ácidos graxos com ação de saciedade para o indivíduo. Com isso, ajuda a queimar gorduras e a saciar a fome ao mesmo tempo.

PIGMENTO VERDE

Popularmente conhecida por ser a fonte de energia e responsável pela coloração das plantas, a clorofila passou a ser consumida no Brasil em forma de sucos naturais e desintoxicantes.

Segundo os cientistas, a clorofila está presente no chá verde, mas pode ser adicionada separadamente para somar ainda mais nutrientes à bebida. Ela melhora a qualidade e a quantidade das células vermelhas do sangue porque tem uma composição química muito parecida com a da hemoglobina. Por isso, essa substância pode até mesmo prevenir a anemia.

Neutralizar os radicais livres, limpar o fígado e favorecer o processo de emagrecimento são as principais virtudes dessa bebida.

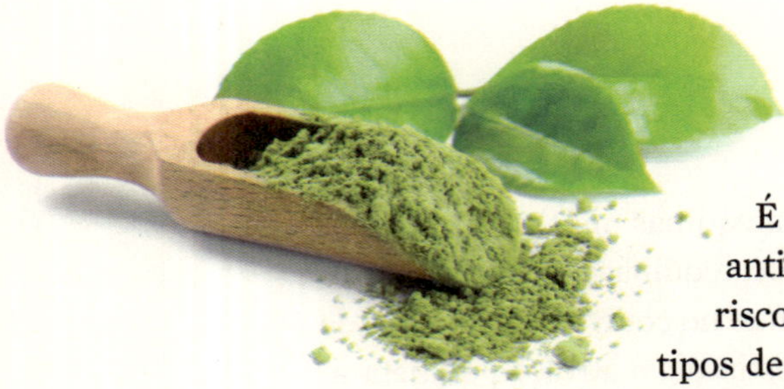

É também um poderoso antioxidante, reduzindo o risco de desenvolver certos tipos de câncer e algumas inflamações, como artrite e amidalite. Além disso, a clorofila ajuda o organismo a combater os microrganismos que causam infecção e ainda melhora a digestão.

Além dos chás, verduras e hortaliças de coloração escurecida são ótimas opções para obter o nutriente, que também atua como um antioxidante.

QUEIMA DE GORDURAS

Falou em emagrecimento, falou em chá, e o primeiro que vem à mente de muita gente é o verde. Quando consumido diariamente e sem açúcar, ele se torna um excelente termogênico, indicado para quem está no processo de perda de peso.

Mas, talvez pelo gosto um pouco amargo, alguns preferem consumir o chá verde em forma de comprimidos, como um extrato seco, padronizado em fórmulas para ingerir antes de uma refeição mais calórica ou atividade física. O efeito permanece similar ao da bebida em sua versão tradicional.

ALÍVIO DA AZIA

Um estudo publicado pelo periódico *World Journal of Gastroenterology* revelou que o chá verde tem um potencial efeito terapêutico no tratamento de doenças gastroesofágicas como a gastrite. Isso porque, segundo os cientistas, o concentrado de ervas usado no preparo da infusão pode combater diretamente a bactéria *H. Pylori,* responsável pela gastrite crônica de boa parte dos casos diagnosticados. O consumo do chá verde pode, portanto, prevenir danos causados pela bactéria no epitélio gástrico, evitando o agravamento das dores no estômago e a famosa sensação de queimação nessa região logo após as refeições.

PREVENÇÃO DO REFLUXO

Os sintomas de refluxo e de azia ocorrem após uma refeição muito abundante e repleta de alimentos ácidos, como aqueles ricos em proteína, gordura, temperos e frituras. O chá verde, por ser uma bebida básica, ajuda a diminuir a acidez no estômago, provocando um efeito neutralizante no suco gástrico. Mas, além da bebida natural, uma boa dica para quem sofre com azia e má digestão é caminhar após as refeições, pois a posição deitada favorece os refluxos.

A região que acaba sendo mais impactada pelo consumo de alimentos ácidos é o sistema digestivo. As células do esôfago sofrem uma agressão química e térmica constante. Isso provoca lesões, que são "fechadas" com células reparadoras. Com o passar do tempo, surge uma célula cancerosa no local lesado se não tratado.

APÓS A REFEIÇÃO

Para aproveitar bem os benefícios do chá verde quanto à digestão, uma dica é optar pelo seu consumo logo depois do almoço ou do jantar. Esse hábito é recomendado, principalmente, após refeições pesadas com alimentos gordurosos e carne vermelha.

Com o intuito de emagrecer, o chá verde pode ser consumido tanto após as refeições como ao longo do dia, mantendo o metabolismo acelerado. A bebida também é rica em potentes antioxidantes, estimula a produção de colágeno pelo organismo e combate a ação dos radicais livres.

Contudo, se usada em grandes quantidades, essa erva é altamente tóxica ao fígado. Então, o ideal é consumir de três a quatro xícaras (chá) por dia por menos de três meses seguidos. E é importante lembrar que pessoas com problemas hepáticos devem evitar o uso de ervas e consultar um médico antes de ingeri-las. Da mesma forma, os intolerantes à cafeína não devem consumir esses chás após as 18 horas.

O chá verde também é indicado para combater as celulites devido ao potencial das catequinas.

Preservação do verde

A planta *Camellia sinensis* também é usada para a produção de outros chás, entre eles os populares chá preto, branco e vermelho. Mas o que faz que eles tenham ações diferentes se a origem é a mesma? De acordo com dados do livro *Alimentos Funcionais na Nutrologia Médica* (Ed. Metha), o grande diferencial está no fato de que o chá verde preserva mais as substâncias ativas porque seca naturalmente. Para a obtenção dos chás preto e vermelho, as folhas passam por um processo de fermentação bem mais complexo. Já em relação ao processo para a fabricação do chá branco, são usadas folhas totalmente novas.

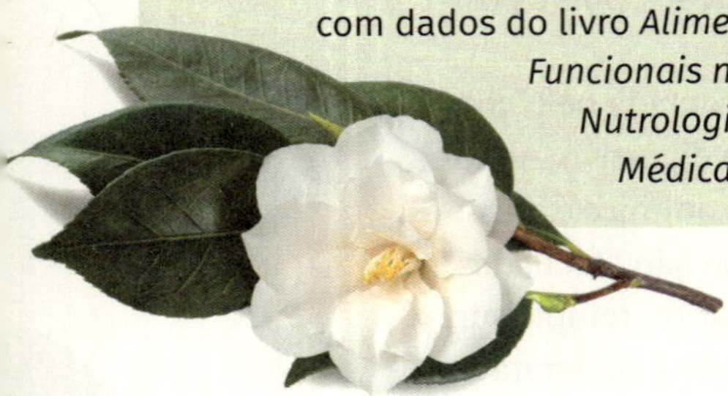

NUTRIENTES DA BEBIDA

CHÁ VERDE

Calorias	2 kcal
Proteínas	---
Lipídios	0,02 g
Fibras dietéticas	---
Ferro	---
Potássio	12,2 mg
Cálcio	0,94 mg
Fósforo	0,72 mg
Magnésio	1,29 mg
Sódio	0,21 mg
Zinco	---
Vitamina C	---

*DADOS EM 100G DOS ALIMENTOS IN NATURA DE ACORDO COM A TBCA

Mais chá verde ao longo do dia

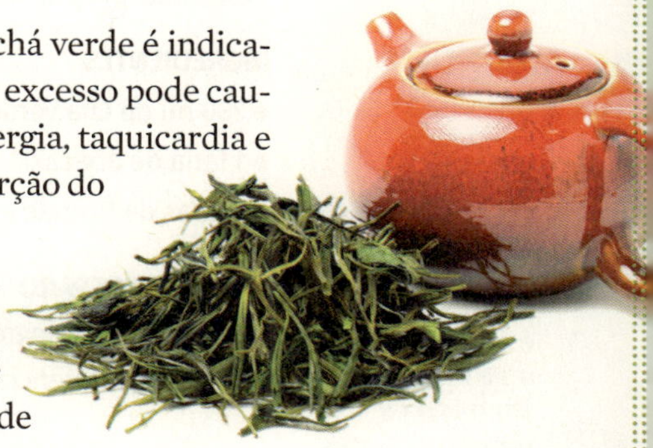

Sobre a posologia, o consumo de chá verde é indicado em até 600 ml (3 copos) ao dia. O excesso pode causar insônia, problemas no fígado, alergia, taquicardia e palpitação, além da redução da absorção do ferro, cálcio e cobre.

Já no uso culinário, é possível combinar o chá verde de diferentes formas em receitas. Se no seu café da manhã não falta um bom copo de leite, e no almoço a boa pedida é um suco, saiba que dá para combiná-los com o chá e fazer dessas misturas parte da sua dieta.

BOAS IDEIAS PARA COMEÇAR

Os chamados suchás (sucos + chás) unem ingredientes que podem garantir saciedade, boa carga de antioxidantes e ainda acelerar o metabolismo. Feito a partir da mistura das ervas do chá verde e de frutas, o suchá promete ser poderoso para uma dieta. O preparo é como o de um suco, mas trocando a água pelo chá.

Já os chás lattes seguem o mesmo processo, só que, em vez do suco de fruta, é adicionado leite à mistura. Essa combinação traz nutrientes importantes, como a vitamina D, essencial para a saúde dos ossos. É possível ainda unir um suchá a um latte, formando uma bebida composta de chá verde, fruta e leite.

Para o jantar, experimente adicionar o chá verde no lugar da água do arroz, para aromatizar o preparo. Ou então, use como base de molhos, caldos, sopas e acompanhamentos de peixes, carnes, frangos.

De forma geral, é preciso manter a bebida na geladeira ou em uma garrafa térmica e consumir em até 24 horas, para garantir que os nutrientes fiquem intactos.

O consumo de chás no Brasil cresceu 53% em dez anos, de acordo com dados da Federação das Indústrias do Estado de São Paulo (Fiesp).

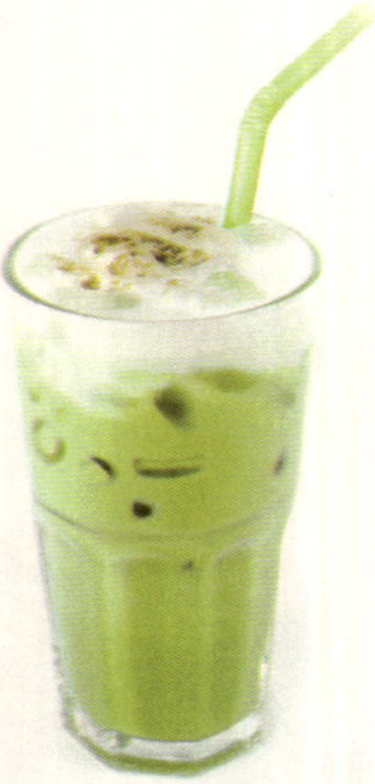

Como o sabor da erva nacional é mais amargo, uma boa alternativa é beber com frutas

Chá verde com abacaxi para digestão

Rendimento: 1 porção
Tempo de preparo: 10 minutos.

INGREDIENTES

- 200 ml de chá verde
- 1 fatia de abacaxi
- Folhas de hortelã a gosto
- 1 colher (chá) de gengibre ralado
- Adoçante a gosto

MODO DE PREPARO

1. Bata todos os ingredientes no liquidificador com gelo.
2. Sirva na sequência para aproveitar os nutrientes.

Arroz integral com chá verde

Rendimento: 4 porções
Tempo de preparo: 45 minutos

INGREDIENTES

- 1 xícara (chá) de arroz integral (cru)
- 2 colheres (chá) de chá verde (folhas secas)
- ½ cebola pequena
- 2 dentes de alho
- ½ colher (sobremesa) de margarina vegetal
- 1 ramo de tomilho fresco
- 1 colher (chá) de sal refinado
- 2 copos (médios) de água

MODO DE PREPARO

1. Refogue a cebola, o alho e o tomilho na margarina.
2. Acrescente o arroz, refogue e adicione a água com sal.
3. Quando a água do arroz estiver secando, acrescente o chá verde. **4.** Misture delicadamente e mantenha em fogo baixo até o completo cozimento e sirva.

Bolo de chá verde e limão

Rendimento: 8 porções
Tempo de preparo: 50 minutos

INGREDIENTES

- 2 xícaras (chá) de farinha de trigo
- 1 xícara (chá) de chá verde coado
- 1 iogurte natural desnatado
- 1 ovo
- 6 colheres (sopa) de adoçante em pó para culinária
- 1 sachê de gelatina em pó sem sabor
- 1 colher (sopa) de fermento químico em pó
- ½ colher (sobremesa) de margarina
- 2 colheres (chá) de raspas de limão
- 1 clara de ovo
- ¼ copo pequeno de suco de limão

MODO DE PREPARO

1. Para a massa, numa vasilha, misture a farinha de trigo, 4 colheres do adoçante, a gelatina e o fermento e reserve.
2. Coloque no liquidificador o ovo, o iogurte, a margarina e o chá verde e bata por cinco minutos até obter uma mistura uniforme. 3. Despeje aos poucos o creme de chá verde na vasilha de ingredientes secos e misture até formar uma massa homogênea. 4. Coloque 1 colher (chá) de raspas de limão e leve ao forno por cerca de 25 minutos ou até que esteja assado. 5. Para a cobertura, bata a clara em neve, acrescente 2 colheres de adoçante, o suco e o restante das raspas de limão. 6. Coloque por cima do bolo e leve ao fogo até dourar. Sirva a seguir.

Chia previne a gastrite

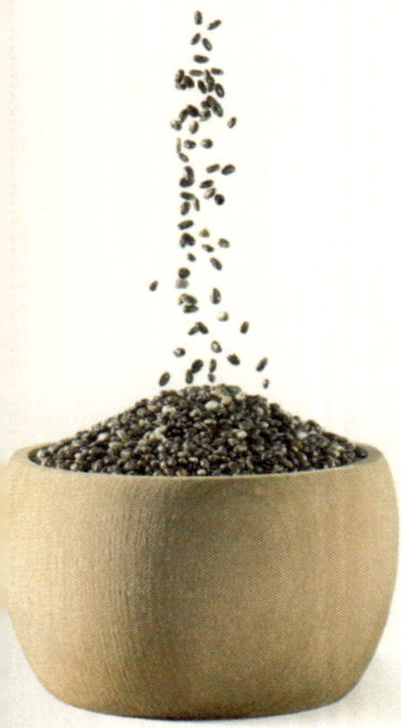

Uma semente tão pequena e originária do sul do México se tornou um dos alimentos mais queridos entre os brasileiros e promete inúmeras vantagens para a saúde. Trata-se da chia, que fez parte importante da dieta dos antigos maias e astecas, e seu nome é sinônimo de "força".

Muitos não gostam dela a princípio por não ter um gosto tão marcante, mas, após descobrirem seus benefícios, não têm dúvidas ao incluí-la mais vezes na dieta. Por ser anti-inflamatória, quando consumida diariamente, é capaz de formar um gel que protege a mucosa do estômago e é ideal no combate à gastrite. Além disso, é capaz de prolongar a sensação de satisfação e de saciedade do apetite e contribuir para o consumo de porções reduzidas nas refeições principais, favorecendo uma perda de peso saudável.

SEMENTE FIBROSA

Um dos pontos de saudabilidade principais da chia é o fato de ela ser uma mucilaginosa, ou seja, uma semente rica tanto em fibras solúveis como em fibras insolúveis. Esses dois tipos auxiliam o trânsito intestinal, evitam a constipação e limpam o organismo.

A semente é também fonte de cálcio, zinco, ferro e potássio - em quantidade equivalente a duas bananas grandes! Além disso, possui riboflavina, tiamina e niacina, um conjunto de vitaminas do complexo B que atua no metabolismo celular e contribui para que todo o organismo funcione melhor.

A chia controla ainda a glicemia, previne o envelhecimento precoce e é útil para a formação óssea. Ela conta com boa dose de proteína, por isso é muito usada no preparo de shakes após a prática de atividades físicas. Junto com outros hábitos saudáveis, seu consumo pode levar à perda de peso e ao ganho de massa muscular, algo que já foi testado em experimentos.

AÇÃO ANTI-INFLAMATÓRIA

Como se não bastasse, a chia é uma excelente fonte de ômega 3, por isso é considerada uma aliada na prevenção de doenças do coração e do cérebro. O efeito anti-inflamatório desse tipo de gordura é útil até para quem quer vencer a celulite.

Em apenas uma colher (sobremesa), ela contém quatro vezes a quantidade diária recomendada para o consumo dessa gordura. O resultado é que, com o aumento do nutriente no organismo, mais difícil é a formação de coágulos sanguíneos que entopem veias e artérias.

Para comprovar tal eficácia, pesquisadores da Escola Superior de Agricultura Luiz de Queiroz (Esalq) da Universidade de São Paulo (USP) testaram o uso de farinha de chia em substituição à de trigo na produção de pães caseiros. Os resultados foram positivos e, de acordo com a equipe, o consumo de 3,5 unidades ao dia do pão reduziria até 40% o riscode doenças coronarianas não fatais, além de fornecer fibras saudáveis.

A opção da farinha de chia também é útil para quem sofre de doença celíaca e não pode consumir a versão feita de trigo. A única desvantagem é o preço, mais elevado que o de outras farinhas.

Estima-se que antigamente a chia era o terceiro alimento mais produzido para civilizações hispânicas, apenas atrás do milho e do feijão.

MAGNÉSIO EM DESTAQUE

Um dos minerais mais presentes na chia é o magnésio. E, depois do potássio, esse elemento é o segundo mineral mais importante das células vivas, necessárias para uma boa digestão.

Um exemplo de sua importância foi resultado de um estudo da Universidade de Tel Aviv (Israel), que sugere que o magnésio seja um nutriente-chave para o funcionamento de diversas partes do corpo, como a memória e o pleno funcionamento do intestino.

Quando o organismo sente falta do mineral, ele responde com mau humor, convulsões, arritmias cardíacas, osteoporose, doenças cardiovasculares, insônia, e alguns estudos sugerem que pode desencadear comportamentos depressivos e de ansiedade.

INGESTÃO PREVENTIVA

Quando um indivíduo sente sintomas ligados ao refluxo, ele em muitos casos tende a cessar todo tipo de alimentação, para evitar uma queimação desagradável ao longo do dia. Mas, segundo nutricionistas e cientistas da Johns Hopkins Medicine, essa atitude não é boa.

Quando as sementes de chia são colocadas de molho, elas se incham, formando um gel — algo que também acontece no estômago.

De acordo com os especialistas, comer algo, nem que seja apenas um lanche rápido, faz com que o estômago consiga manter a digestão saudável. E isso é bom, já que o grande problema para quem tem refluxo, na verdade, pode ser a sensação constante de fome sendo sempre saciada de forma equivocada.

Por isso, adicionar mais fontes de fibras, como a chia, se torna uma estratégia inteligente para o alívio dos sintomas, uma vez que elas garantem a saciedade desses indivíduos e não deixam que o estômago fique parado por muito tempo.

FATOR PROBIÓTICO

Um estudo feito pela entidade Benexia Department of Nutrition revelou que o efeito da fibra solúvel de chia na microbiota intestinal é bastante positivo. Entre os achados, cientistas descobriram que os micróbios intestinais agem sobre as sementes, produzindo um elevado número de ácidos graxos de cadeia curta importantes para diversas funções do organismo.

Além disso, algumas cepas probióticas do intestino foram capazes de aumentar significativamente após a ingestão de fibra de chia, incluindo *Enterococcus* e *Lactobacillus*. Por conta disso, elas conseguiram melhorar o trânsito intestinal, prevenindo a constipação e prisão de ventre ao facilitar processos digestivos.

DOENÇA INFLAMATÓRIA INTESTINAL

Uma pesquisa feita pelo *International Journal of Food Science* avaliou que a chia é fonte de um composto chamado ácido cafeico. As sementes são ricas nesse antioxidante, capaz de combater diversas inflamações em diferentes partes do corpo.

É por esse motivo que comer chia nas suas refeições de maneira regular pode ajudar a diminuir o risco de marcadores inflamatórios e, consequentemente, pode prevenir doenças como a colite e a Doença de Crohn. Ambas são condições que afetam o intestino em demasia, causando sintomas como diarreia, dores abdominais e problemas no trato digestivo, por exemplo. Se não controladas, podem levar à perda de peso, desnutrição e, em casos mais severos, até mesmo a óbito.

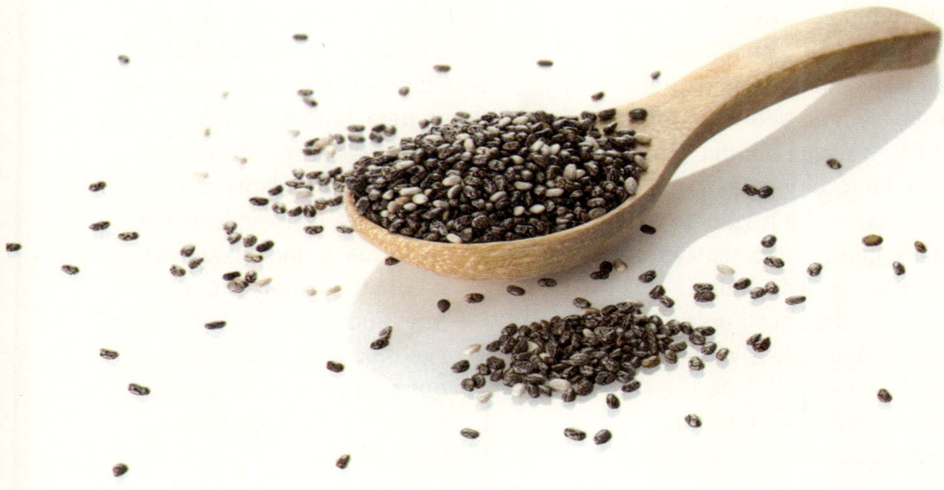

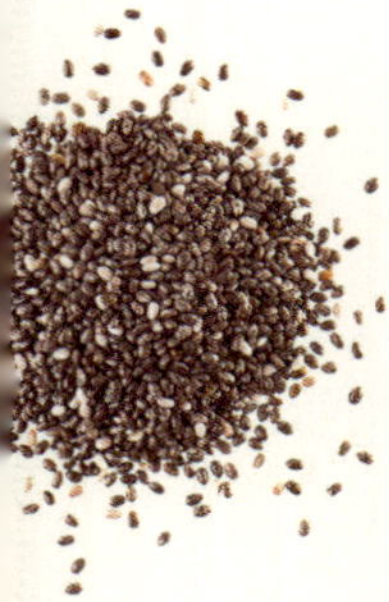

NUTRIENTES DE SOBRA

CHIA EM SEMENTES

Calorias	443 kcal
Proteínas	16,5 g
Lipídios	30,7 g
Fibras dietéticas	34,4 g
Ferro	7,72 mg
Potássio	407 mg
Cálcio	631 mg
Fósforo	860 mg
Magnésio	335 mg
Sódio	16 mg
Zinco	4,58 mg
Vitamina C	1,6 mg

*DADOS EM 100G DOS ALIMENTOS IN NATURA DE ACORDO COM A TBCA

Água como complemento

Apostar em uma dieta equilibrada e rica em fibras, com chia e outras fontes de cereais e sementes, tal qual a aveia, a linhaça e o farelo de trigo, além de beber de dois a três litros de água por dia, pode ser a prevenção necessária para acabar com a prisão de ventre, segundo especialistas de saúde e nutrição. A dica dada por eles é deixar uma garrafa de água acessível ou sucos para beber ao longo do dia e ingerir a quantidade recomendada. Procure também evitar o consumo de alimentos como frutas não maduras, já que possuem alta concentração de tanino, substância que causa constipação, como pera, banana-maçã, banana-prata, pães brancos, massas e polpa de maçã. Insista também na prática de exercícios físicos de forma regular, para melhorar o bom funcionamento do intestino, e estipule um horário fixo para ir ao banheiro para que o organismo responda prontamente ao estímulo evacuatório.

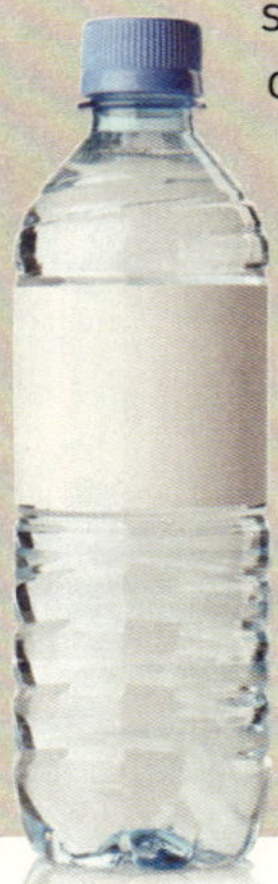

Use as sementes a seu favor

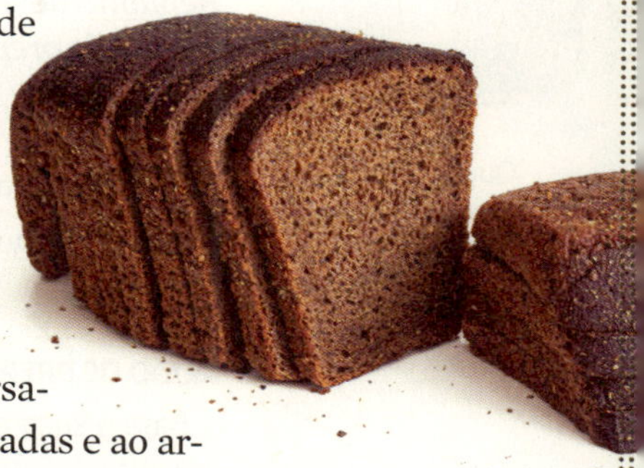

A chia pode ser utilizada na receita de diversos pratos, que vão desde preparos do café da manhã até refeições completas para o jantar. As opções incluem o famoso pudim de chia ou a adição das sementes em pães, tortas, musses, sucos e vitaminas, por exemplo.

Ela também pode ser polvilhada diversamente na comida, dando mais fibras a saladas e ao arroz. Combina com a salada de frutas, agregando mais nutrientes a essa deliciosa sobremesa.

E uma dica para os veganos e para quem não pode comer alimentos à base de ovo. Sabia que dá para usar a chia como substituta nas receitas? Para cada ovo a ser substituído, utilize 1 colher (sopa) de semente de chia e 3 colheres (sopa) de água. Deixe de molho de 15 a 30 minutos. Depois, é só juntar com os outros ingredientes e a emulsificação será semelhante, encorpando bolos e massas, por exemplo.

FARINHA, ÓLEO E MAIS

Não é só na sua forma original que a chia pode ser aproveitada. Existem versões do grão em farinha, que pode ser utilizada nos processos de panificação e confeitaria caseiras, deixando a receita mais leve e funcional.

Já o óleo de chia é semelhante ao azeite de oliva, e pode ser usado para temperar saladas, carnes e outros pratos. Sobre suas propriedades, é ainda mais rico em ácidos graxos como o ômega 3.

Por fim, o extrato de chia também pode ser aproveitado, mas não para consumo oral, e sim tópico, para o preparo de cosméticos, hidratantes e óleos essenciais para a pele e os cabelos, por exemplo.

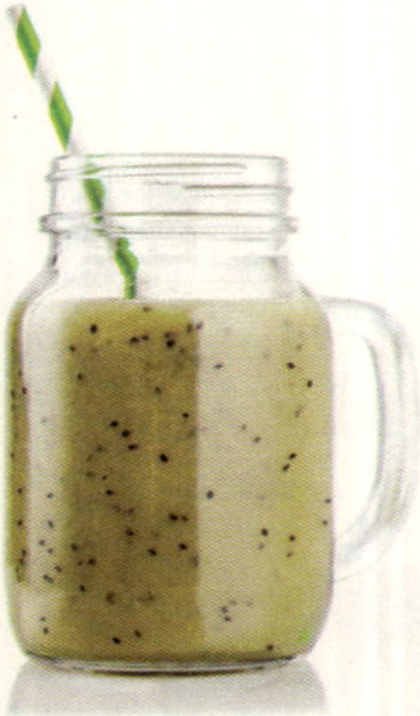

Quem têm alergia ao ovo pode utilizar a chia hidratada como substituta nas receitas

Vitamina com chia para prisão de ventre

Rendimento: 1 porção
Tempo de preparo: 15 minutos

INGREDIENTES

- Suco de 1 laranja
- 150 ml de água
- 1 fatia pequena de abacate
- ½ maçã
- 1 colher (chá) de grãos de chia

MODO DE PREPARO

1. Bata o suco de laranja com o abacate e a maçã.
2. Adicione a água e, por último, os grãos de chia.
3. Tome imediatamente para aproveitar os nutrientes.

Gelatina funcional de chia

Rendimento: 3 porções
Tempo de preparo: 20 minutos + 3 horas de geladeira

INGREDIENTES

- 1 embalagem de gelatina em pó sabor morango (sem açúcar)
- 250 ml de água fervente
- morangos para decorar
- 1 pote de iogurte natural desnatado
- 2 colheres (sopa) de semente de chia
- 2 colheres (sopa) de geleia de morango (sem açúcar)

MODO DE PREPARO

1. Dissolva a gelatina de morango em água fervente e espere amornar. Depois, bata no liquidificador com o iogurte e a chia. **3.** Coloque a mistura em taças e leve à geladeira até que fique firme (cerca de 3 horas). **3.** Cubra a gelatina com geleia de morango e decore com a fruta.

Yakisoba mesclado fit

Rendimento: 4 porções
Tempo de preparo: 45 minutos

INGREDIENTES

- 240 g de macarrão para yakisoba
- 1 bandeja de shimeji
- 250 g de peito de frango
- 1 maço pequeno de brócolis
- 2 cenouras médias em finas rodelas
- 25 g de semente de chia
- 5 folhas de acelga cortada em tiras
- ½ cebola cortada finamente
- 2 colheres (sopa) de óleo de gergelim
- 150 ml de molho shoyu
- 500 ml de água
- 3 colheres (sopa) de amido de milho

MODO DE PREPARO

Massa:

1. Despeje o macarrão na panela com água fervente e deixe cozinhar por 5 minutos. **2.** Aqueça uma panela e acrescente o shimeji. Deixe cozinhar por 5 minutos. Coloque os legumes e cozinhe com água por 10 minutos. **3.** Tempere o peito de frango e o grelhe ou refogue, corte-o em pequenas tiras ou cubos e reserve. **4.** Em uma panela, coloque a cebola, refogue-a um pouco e acrescente os legumes, o macarrão e por fim o frango. **5.** Misture bem.

Molho:

1. Coloque no copo com água as 3 colheres de sopa de molho shoyu e dissolva o amido de milho, mexendo bem até que fique homogêneo. **2.** Coloque a mistura em uma panela em fogo baixo e deixe cozinhar até que o caldo engrosse. Desligue o fogo e misture o óleo de gergelim.
3. Por fim, jogue as sementes de chia por cima do molho e utilize a mistura para temperar o yakisoba.

Couve, um antiácido natural

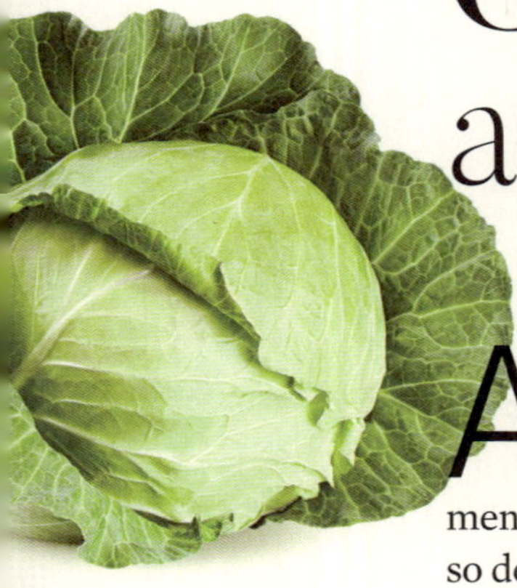

As verduras verde-escuras são mais do que parceiras para manter o organismo em equilíbrio. Para o fígado, por exemplo, elas têm ação fundamental por conter nutrientes que favorecem o processo de desintoxicação.

As hortaliças verdes contêm clorofilina, um componente que age contra a ocorrência de mutação celular e é importante na desintoxicação do fígado. Além disso, os nutrientes básicos como proteínas, vitaminas e minerais não podem ficar deficientes no organismo, pois comprometem toda a limpeza do fígado.

É aí que entra uma verdura que é velha conhecida dos brasileiros e que possui todas essas funções e muito mais: a couve. Da mesma família do repolho, ela é fonte de betacaroteno, transformado pelo corpo em vitamina A, além de conter vitaminas C e E.

DE BEM COM O PESO

Muito recomendada para aqueles que se preocupam com a boa forma, a couve é amiga da balança. Além disso, suas propriedades cicatrizantes e reparadoras da mucosa estomacal a tornam um alimento especial na luta contra a gastrite.

Fácil de preparar, sendo cozida à maneira mais tradicional, é comum ser usada também em sucos e sopas. Segundo a Universidade de Stanford, Califórnia (EUA), desde 1940 são publicados trabalhos sobre a aplicação desse suco no tratamento de úlceras, doença que pode ser a evolução de uma gastrite malcuidada.

As pesquisas mostram que, junto a uma alimentação baseada em elementos úteis para a redução do problema, o suco de couve contribui para que o tempo de cura da doença seja reduzido.

NUTRIENTES DE SOBRA

A couve possui carotenoides e bioflavonoides, substâncias que ajudam no combate e previnem o aparecimento de câncer. Outros nutrientes comuns na verdura incluem a clorofila e o magnésio.

É ainda rica em fibras, vitaminas e minerais, com destaque para o ácido fólico, tão importante antes e durante a gravidez. Ela, assim como o espinafre, a escarola e o agrião, tem a capacidade de neutralizar os metais pesados, produtos químicos e pesticidas, oferecendo limpeza e proteção, tornando-se um dos muitos alimentos benéficos para o fígado.

COMBATE BACTERIANO

De acordo com um estudo publicado pelo periódico *Critical Reviews in Food Science and Nutrition*, as folhas da couve têm sido usadas na medicina tradicional de diferentes culturas para tratar problemas gastrointestinais há séculos.

Acredita-se que existe um potencial efeito delas para o tratamento de gastrite e principalmente da úlcera gástrica. A atividade antiúlcera foi demonstrada experimentalmente em animais, mas os cientistas esperam que o mesmo seja possível em humanos nos próximos anos.

Isso porque os mecanismos de proteção são ativados pelas propriedades da planta e acabam estimulando a síntese de muco, o aumento do pH e diminuição dos íons no estômago após a ingestão de couve. Essa combinação de fatores traz alívio a ações bacterianas, como a da *Helicobacter pylori* (*H. pylori*), uma das formas mais conhecidas de gastrite.

Para aproveitar todos os benefícios da verdura, verifique se as folhas não estão com as pontas amareladas, o que indica oxidação.

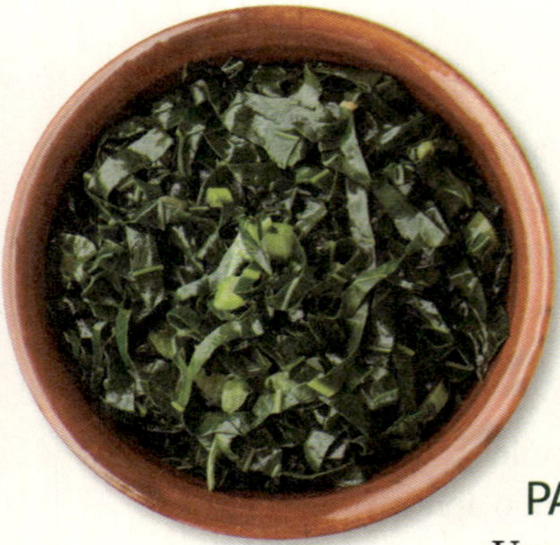

A verdura ainda contém glucorafanina, uma substância capaz de ajudar na atividade antiúlcera, além de possuir atividade antimicrobiana contra outras bactérias estomacais, como os estafilococos.

PARA O FÍGADO GORDUROSO

Um composto natural encontrado em vegetais crucíferos, como a couve, pode ajudar a controlar a doença hepática gordurosa não alcoólica, ou simplesmente gordura no fígado, segundo uma pesquisa publicada na revista *Hepatology*. Essa substância é chamada de indol, e pode levar a novos tratamentos ou medidas preventivas para a doença. O estudo foi feito em 137 indivíduos com diagnóstico confirmado de fígado gorduroso, sendo que, após análises, foi notado um menor índice do indol no sangue e maior índice de massa corporal na maioria dos participantes.

Além de reduzir a quantidade de gordura nas células do fígado, o composto também atua nas células do intestino, que enviam sinais moleculares que amortecem sintomas de uma inflamação.

AJUDA A SOLTAR O INTESTINO

Se você tem problemas de intestino preso ou dificuldades cada vez que precisa ir ao banheiro, saiba que a couve também pode ser uma excelente aliada nesse quesito. Não somente as fibras presentes nas folhas, mas também uma substância chamada rafinose são a resposta para isso, de acordo com um estudo da *Food Research International*.

Juntas, elas permitem que a produção de gases no organismo aumente e que o trânsito intestinal se mova com mais facilidade, sendo indicadas para quem quer acabar com sintomas de constipação de uma vez por todas.

Por outro lado, quem possui problemas ligados à flatulência, excesso de gases e diarreia, é melhor evitar esse tipo de consumo, pois as substâncias digestivas podem causar efeitos indesejados.

CONTROLE DE ACIDEZ ESTOMACAL

Uma das principais causas de azia e refluxo constantes é o excesso de acidez no estômago, que os médicos costumam denominar como hiperacidez. O tratamento dessa condição só pode ser feito com ajuda de um especialista, mas ainda assim o consumo de determinados alimentos pode favorecer a melhora dos sintomas.

É o caso dos vegetais crucíferos, incluindo a couve. Uma pesquisa feita pelo veículo científico *Complementary Therapies in Medicine* comparou o potencial dessas verduras com outros alimentos usualmente empregados para esse fim, como leite e suco de limão, para entender o poder delas no combate ao refluxo. Como resultado, os vegetais ganharam importância devido ao seu potencial antiácido para o estômago, sendo mais uma opção indicada para evitar a azia e má digestão de forma generalizada.

AO SISTEMA IMUNOLÓGICO

Outro benefício associado ao consumo de couve regularmente na dieta é a melhora da microbiota intestinal. Esse conjunto de microrganismos responsáveis por colonizar o intestino é necessário para diversas funções, que incluem desde a absorção de nutrientes até a proteção do sistema imunológico no combate a doenças infecciosas.

Uma análise publicada no periódico *Microorganisms* apontou que os efeitos da couve são capazes de modular a composição da microbiota, diminuindo a atividade bacteriana de agentes ruins e aumentando a composição de bactérias do bem no organismo, como os lactobacilos e as bifidobactérias.

Assim como todos os vegetais verde-escuros, a couve é rica em ácido fólico e magnésio, que são fundamentais para a boa saúde do fígado.

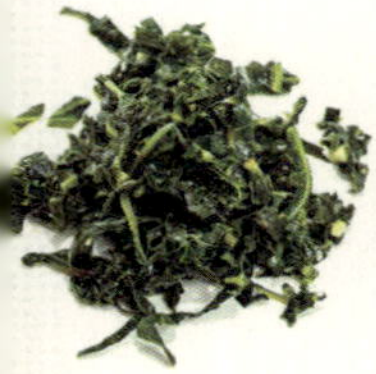

COMPARE OS NUTRIENTES

COUVE

Calorias	28 kcal
Proteínas	2,87 g
Lipídios	0,55 g
Fibras dietéticas	3,12 g
Ferro	0,66 mg
Potássio	557 mg
Cálcio	208 mg
Fósforo	48,7 mg
Magnésio	42,8 mg
Sódio	9,09 mg
Zinco	0,4 mg
Vitamina C	102 mg

*DADOS EM 100G DOS ALIMENTOS IN NATURA DE ACORDO COM A TBCA

Poderoso anti-inflamatório

Se vai ter feijoada, ela não pode faltar! O caldo verde não é verde sem ela, tampouco o suco verde. Pensando apenas nesses três preparos, já dá para perceber que a couve é ingrediente de grande importância. Mas vale a pena esticar o seu consumo para outras receitas e ocasiões devido ao seu potencial anti-inflamatório, que ajuda a combater qualquer tipo de inflamação no corpo. Pelo fato de também ter ação digestiva, o alimento é perfeito para quem sofre com desconfortos no estômago. A verdura pertence à família das crucíferas, assim como a couve-flor, os brócolis e o repolho, e por isso é rica em glicosinolatos, que são compostos que estimulam as enzimas de limpeza do organismo.

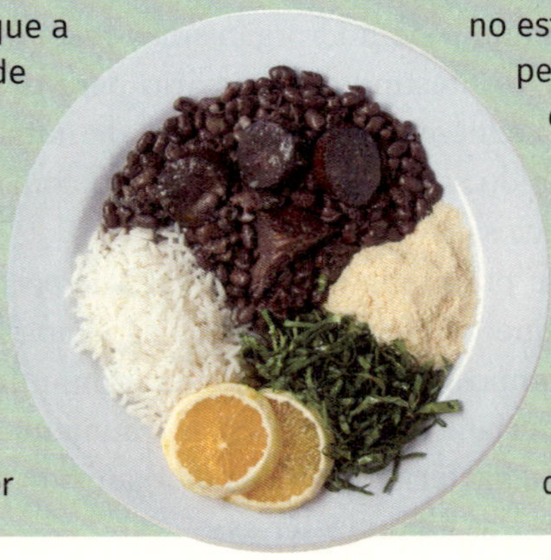

Dá para comer mais couve todo dia

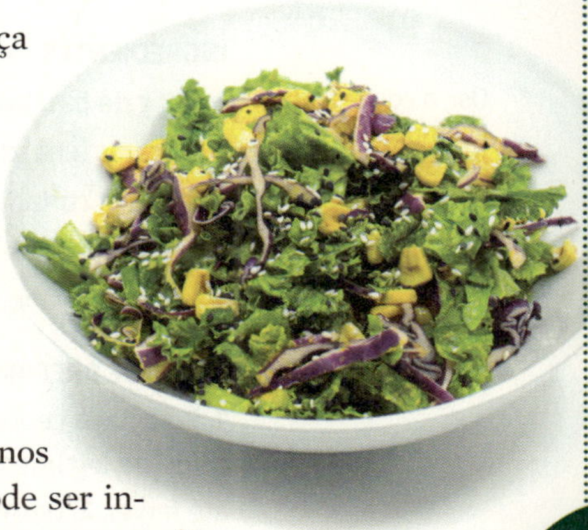

A couve tem aval para marcar presença no cardápio diariamente, seja refogada ou crua em saladas verdes ou com legumes. Ainda pode compor sucos, como o verde, que pode levar ainda laranja, maçã e gengibre, ingredientes que também favorecem a saúde do fígado.

A sugestão dos especialistas é consumir hortaliças verdes em pelo menos uma das refeições diárias. A couve pode ser intercalada, por exemplo, com outras folhas como agrião, alface, espinafre, rúcula e escarola.

Outra vantagem é que ela pode trazer mais frescor e leveza a pratos pesados. A tradicional feijoada é um dos exemplos em que a couve se mostra fundamental nesse quesito. O caldo verde, receita típica de sopa com origens portuguesas, também.

CONSERVAÇÃO CERTA

É comum comprar um maço de couve e logo perceber que as folhas estão murchando e amarelando. A boa notícia é que existem formas de retardar esse processo por mais alguns dias antes de perder a verdura.

Por exemplo, se você optar por manter a couve em temperatura ambiente, saiba que ela dura até um dia, desde que você coloque os talos dentro de uma vasilha com água ou dentro de saco de plástico aberto. Se preferir colocá-la na geladeira, deixe-a dentro de uma vasilha tampada para que fique própria para consumo por até uma semana. Por fim, se quiser ainda congelar suas folhas, a dica é manter a couve em saco de plástico retirando todo o ar que puder.

A folha verde-escura combina com pratos quentes e frios, salgados ou doces. Experimente misturar com sua fruta preferida e faça sucos deliciosos e saudáveis.

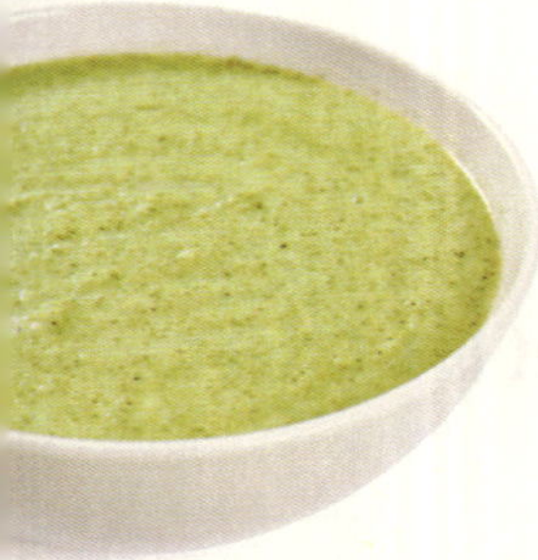

Use a couve como acompanhamento de carnes com ferro, pois ela é rica vitamina C

Caldo verde

Rendimento: 5 porções
Tempo de preparo: 1 hora

INGREDIENTES

- 450 g de batatas raladas
- 2 xícaras (chá) de couve-manteiga cortada fininha
- 1 cebola grande picada
- 1 dente de alho socado
- 1 colher (sopa) de azeite de oliva
- 1 folha de louro
- tabletes de caldo de legumes

1 e ½ litro de água

MODO DE PREPARO

1. Refogue a cebola e o alho no azeite, acrescente a água, o caldo de legumes, o louro, as batatas e a couve e cozinhe até ferver. **2.** Deixe esfriar um pouco e bata tudo no liquidificador. **3.** Sirva em seguida.

Farofa de couve

Rendimento: 10 porções
Tempo de preparo: 20 minutos

INGREDIENTES

- 100 g de margarina
- 1 dente de alho amassado
- 250 g de couve-manteiga em tiras
- 2 xícaras (chá) de farinha de mandioca crua
- 2 ovos cozidos e picados
- sal a gosto

MODO DE PREPARO

1. Numa panela, derreta a margarina e junte o alho e a couve.
2. Refogue, mexendo por 5 minutos. Adicione a farinha de mandioca e misture. Acrescente os ovos e mexa bem.
3. Tempere e sirva.

Suco de couve com limão

Rendimento: 1 porção
Tempo de preparo: 5 minutos

INGREDIENTES

- 20 ml de suco de limão
- 1 folha de couve
- 180 ml de água

MODO DE PREPARO

1. Basta misturar todos os ingredientes no liquidificador e bater durante 3 minutos ou até a couve ficar triturada. **2.** Coe e sirva em seguida. Procure sempre fazer o suco para consumo imediato. **3.** Se preferir, adoce com açúcar ou adoçante antes de beber.

Arroz com talo de couve

Rendimento: 2 porções
Tempo de preparo: 30 minutos

INGREDIENTES

- ½ xícara (chá) de arroz
- 1 colher (chá) de sal
- 1 cebola picada
- 1 xícara (chá) de talos de couve picados
- 3 colheres (sopa) de azeite
- ½ xícara (chá) de leite de coco
- 1 colher (chá) de molho de pimenta

MODO DE PREPARO

1. Aqueça o azeite em fogo médio, acrescente o sal e a cebola e refogue rapidamente. **2.** Junte os talos de couve e o arroz e misture. **3.** Cozinhe por cinco minutos, mexendo de vez em quando. **4.** Despeje o leite de coco e deixe ferver.
Abaixe o fogo, tampe a panela e cozinhe por mais 20 minutos ou até o arroz ficar macio. **4.** Coloque o molho de pimenta, misture e sirva.

Iogurte regula o trânsito intestinal

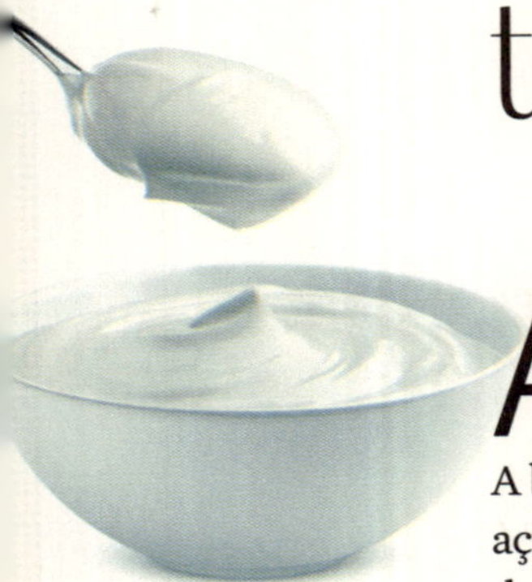

Amado pelas crianças e apreciado por muitos adultos, a origem do iogurte soma mais de 5 mil anos, lá na região dos Balcãs, perto da Turquia. A bebida, como sabemos, é oriunda da fermentação do açúcar do leite, a lactose, que acaba sendo transformado em ácido láctico.

A versão mais tradicional é justamente a natural, feita somente à base do leite de vaca. Porém, nos mercados é possível encontrar desde tipos saborizados com frutas, adicionados a cereais e fibras, incrementados com probióticos e até opções light, diet e zero lactose.

Mas, além de todo o seu sabor e versatilidade, o iogurte tem sido estudado sobre seus potenciais benefícios à saúde, em especial para o bem-estar do intestino e dos processos de digestão do organismo.

GOLE DA SAÚDE

Um copo de iogurte natural pode conter inúmeros nutrientes, que incluem vitaminas A, complexo B, C e D, além de minerais como o cálcio, o magnésio, o potássio, o fósforo e o zinco e não possui glúten. Todos esses nutrientes são necessários para o nosso organismo, da cabeça aos pés. Bastam alguns goles da bebida no dia a dia para proteger mais a saúde dos ossos e prevenir doenças como a osteoporose, por exemplo.

Ele também ajuda a fortificar os dentes, graças à vitamina D e ao cálcio. Pode ainda combater sintomas da menopausa, por conta da reposição de nutrientes e, por fim, regular o intestino diariamente.

LACTOBACILOS VIVOS

A princípio, quando se fala em lactobacilos presentes no iogurte, muita gente pode sentir repulsa. Mas a verdade é que eles são os verdadeiros protetores da mucosa gastrointestinal, já que melhoram — bastante! — a absorção dos nutrientes e o funcionamento do órgão.

Os lactobacilos são bactérias anaeróbias que conseguem converter lactose, e outros açúcares simples, em ácido láctico. Eles ajudam a inibir o crescimento de outras bactérias, aquelas que são nocivas ao organismo.

Os iogurtes fermentados com lactobacilos são excelentes e agem como um verdadeiro escudo contra o ataque da bactéria *Helicobacter pylori*, que é conhecida popularmente como *H. pylori*. Podemos encontrá-los ainda em queijos, chocolates, leite e outros tipos de alimentos fermentados.

Eles são constantemente utilizados na restauração do equilíbrio fisiológico, contribuem para uma microbiota intestinal (conjunto de microrganismos presentes no intestino que evitam uma série de doenças) sempre sadia, e até mesmo pele e cabelos serão beneficiados pelo seu consumo regular.

FORTALECIMENTO IMUNOLÓGICO

O trato gastrointestinal desempenha uma função fundamental para regular a relação entre uma pessoa e a sua microbiota, e com isso pode fortalecer o sistema imunológico como um todo, melhorar o humor e prevenir problemas de memória.

Por isso, é importante cuidar da alimentação, optando por fontes ricas em probióticos, incluindo os iogurtes. Um estudo feito pelo periódico *Microrganisms* revelou que o consumo de iogurte deixava o intestino mais preparado para enfrentar doenças infecciosas a longo prazo, tudo por causa da composição, estrutura e diversidade das bactérias ingeridas.

O iogurte é produzido a partir da ação, principalmente, de duas bactérias — *Lactobacillus bulgaricus* e *Streptococcus thermophilus* — que quebram a lactose, ou seja, o açúcar do leite.

ZERO INTOLERÂNCIA

O mesmo vale para pessoas que possuem qualquer tipo de intolerância à lactose. Uma pesquisa publicada pelo *Food and Nutrition* mostrou que um iogurte probiótico fortificado e sem lactose pode ajudar a melhorar as funções intestinais.

Para chegar a essa conclusão, os cientistas avaliaram 55 pacientes com intolerância à lactose divididos aleatoriamente em dois grupos, um que recebeu o iogurte com probiótico e outro sem a presença desse tipo de bactérias na mistura ao longo de uma semana. Como resultado, o iogurte probiótico fortificado foi capaz de diminuir com segurança e eficácia os sintomas de intolerância à lactose e melhorar a microbiota do intestino, sendo até mesmo recomendado como tratamento de escolha para esses indivíduos.

O iogurte e os queijos possuem quantidade menor de lactose, pois passam por um processo de fermentação bacteriana.

PROBIÓTICOS CONTRA GORDURAS

Os iogurtes ricos em probióticos têm sido sugeridos também por cientistas da *BMC Gastroenterology* como uma boa alternativa para prevenir as chamadas doenças hepáticas não alcoólicas, como a gordura no fígado e alguns tipos específicos de hepatite. Isso se deve ao potencial desse alimento de modificar a ação da microbiota intestinal e a produção de ácidos graxos de cadeia curta importantes para o fígado. Além disso, o consumo de alimentos enriquecidos com probióticos, como o iogurte, em vez de suplementos, pode ser um método mais econômico de ter o mesmo benefício.

CAUSA OU CURA

Em relação à ocorrência de azias e refluxo, muito se discute a respeito do consumo de iogurtes no meio científico. O principal motivo é que grande parte dos produtos vendidos nos mercados são cheios de conservantes e adoçantes que podem gerar esses sintomas quando consumidos em excesso.

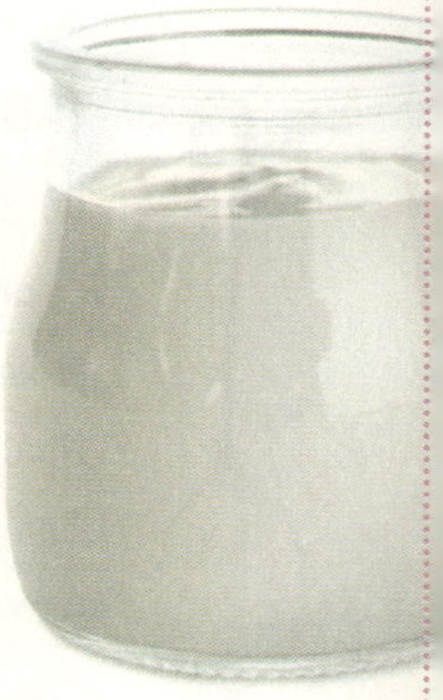

Contudo, estudiosos do *European Journal of Clinical Investigation* sugerem que o iogurte natural, quando ingerido com moderação, pode ser eficaz também para prevenir e aliviar a azia e o refluxo gastroesofágico em diversos pacientes.

Outra pesquisa feita pelo periódico *Pharmaceuticals* descobriu que pessoas com azia persistente, apesar do uso de drogas supressoras de ácido, apresentaram melhora dos sintomas depois de tomar iogurte com bactérias probióticas diariamente por três meses.

GESTAÇÃO SEGURA

O consumo de 300 ml/dia de iogurte natural com adição de probióticos pode desempenhar um papel na melhora dos desconfortáveis sintomas de constipação durante a gravidez. Ao menos é isso que sugere um estudo feito pelo veículo científico *Iran Red Crescent Medicinal Journal*.

Segundo os pesquisadores, as mulheres grávidas que consumiram a bebida de forma consciente e regular tiveram um aumento na frequência de defecação, além de fazerem menos esforço para evacuar e notarem que a consistência e cor das fezes melhoraram significativamente após essa mudança na dieta.

BENEFÍCIOS AO PESO

Evidências científicas mostram que pessoas que consomem três ou mais porções de lácteos ao dia apresentam índice de massa corporal (IMC) menor do que aqueles que ingerem menos quantidade.

Um trabalho realizado na Universidade do Tennessee (EUA) revelou que indivíduos que tomavam dois copos de iogurte por dia tinham pressão arterial mais baixa e quilos a menos. A explicação é que o cálcio interfere no metabolismo, inibindo o armazenamento de gordura. Mas atenção: se você está acima do peso, deve evitar versões ricas em gordura e açúcar.

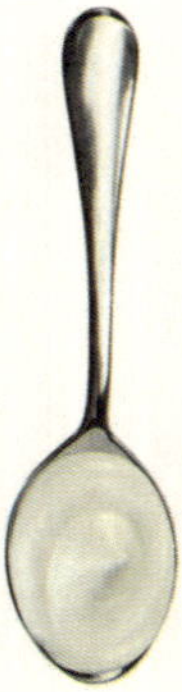

TABELA DE NUTRIENTES

IOGURTE NATURAL

Calorias	48 kcal
Proteínas	4,04 g
Lipídios	0,42 g
Fibras dietéticas	---
Ferro	---
Potássio	210 mg
Cálcio	181 mg
Fósforo	126 mg
Magnésio	13,8 mg
Sódio	68,9 mg
Zinco	0,59 mg
Vitamina C	0,4 mg

*DADOS EM 100G DOS ALIMENTOS IN NATURA DE ACORDO COM A TBCA

Útil em qualquer idade

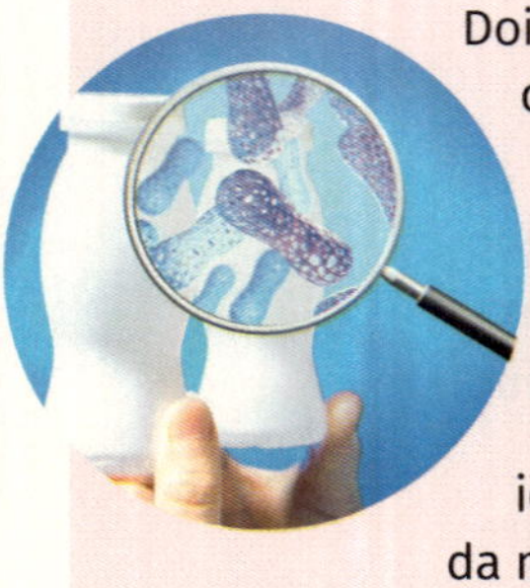

Dois pesquisadores da Universidade de São Paulo (USP) decidiram testar a eficácia dos lactobacilos usados em leites e iogurtes na proteção da microbiota intestinal de crianças tratadas com antibióticos para curar infecções graves, como a pneumonia. O uso desse tipo de medicamento costuma comprometer a mucosa gástrica. E, para evitar o problema, os professores Alfredo Elias Gilio, do Hospital Universitário (HU), e Elsa Mamizuki, da Faculdade de Ciências Farmacêuticas (FCF), fizeram um experimento com 63 crianças de 2 a 15 anos de idade. Trinta delas receberam 240 ml de leite fermentado com lactobacilos vivos casei shirota, duas vezes ao dia. O restante ingeriu apenas leite, sem lactobacilos.
A conclusão: aquelas que receberam os lactobacilos mantiveram a microbiota intestinal estável, mesmo com o uso de antibióticos.

Aproveite mais do iogurte

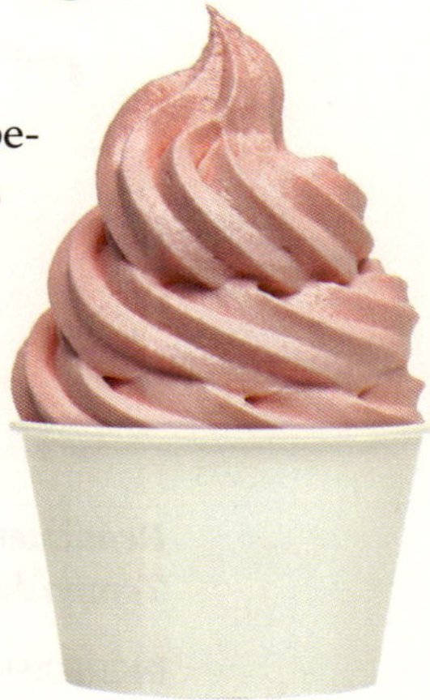

A sugestão de consumo do iogurte natural pelos nutricionistas é de, em média, três porções ao dia, ou alternar com outros lácteos magros e sem conservantes como queijo cottage e ricota, por exemplo. E você pode, além de escolher uma das inúmeras variedades de iogurtes disponíveis no mercado, misturar a versão natural às frutas ou mesmo usá-los como alternativa saudável ao creme de leite em tortas.

Gelado e adoçado com mel ou algum adoçante natural, ele pode ser usado no preparo de sorvetes, picolés, pavês e outras sobremesas cremosas. No lado salgado, ele vai bem com frango, com abóbora e com espinafre, por exemplo.

O iogurte também é necessário para algumas receitas caseiras de bolos, pudins e pães. Pode ser usado como base ainda em molhos que combinam com saladas, como em preparos de origem greco-romana.

BACTÉRIAS DIÁRIAS

Já em relação aos lactobacilos, a recomendação diária de ingestão é também de três doses. Para atingir essa meta, você pode apostar em outras formas além do copo de iogurte, como em um frasco de leite fermentado, 100 g de queijo fresco ou 200 ml de coalhada.

Os probióticos também podem ser encontrados em conservas naturais, como picles e compotas, além de chucrutes, chocolates amargos, kimchi (tradicional acelga da Coreia do Sul), kombuchá (chá fermentado), kefir (bebida à base de proteínas que substitui o leite de vaca) e vinagres diversos.

Aproveite para consumir o alimento *in natura* no lanche da tarde. Ele funcionará como um escudo protegendo seu estômago.

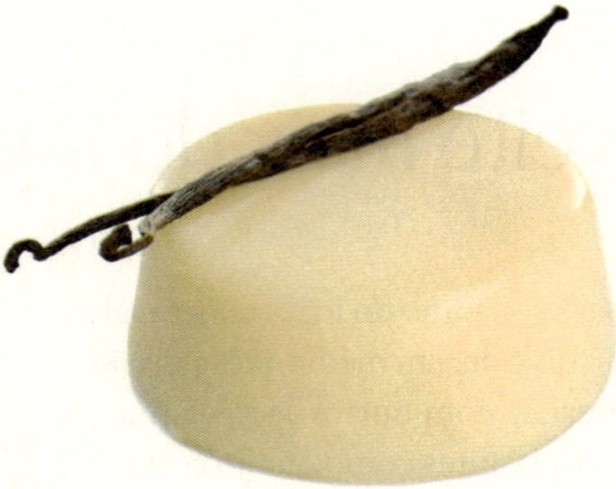

O iogurte pode substituir creme de leite e maionese em pratos quentes ou frios

Pudim de iogurte

Rendimento: 8 porções
Tempo de preparo: 1h30

INGREDIENTES

- 2 colheres (sopa) de açúcar
- 4 colheres (sopa) de água
- ½ lata de leite condensado
- 2 ovos
- 4 potes de iogurte integral adoçado
- 1 colher (café) de essência de baunilha

MODO DE PREPARO

1. Em uma panela, coloque o açúcar e a água e leve ao fogo baixo até que o açúcar derreta, formando uma calda.
2. Despeje a calda no fundo de uma forma de pudim. Reserve. 3. No liquidificador, bata o leite condensado, os ovos, o iogurte e a essência de baunilha. Despeje o conteúdo do liquidificador em uma forma de pudim.
4. Leve a forma de pudim para assar em banho-maria (sobre uma forma com água), em forno médio (200 °C) por 40 minutos. 5. Leve o pudim para a geladeira por, pelo menos, 30 minutos. 6. Desenforme e sirva.

Frango com iogurte

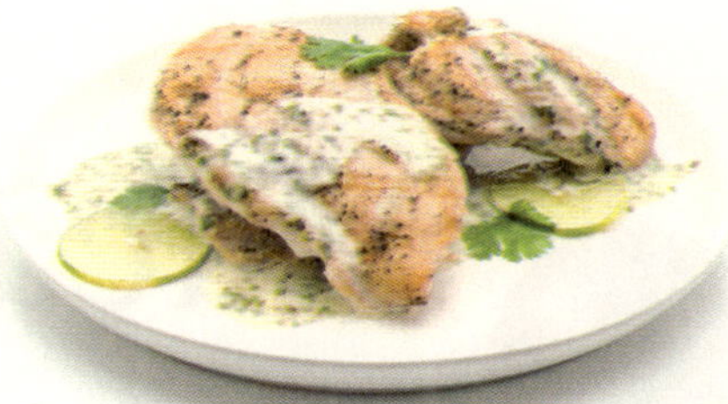

Rendimento: 5 porções
Tempo de preparo: 1 hora

INGREDIENTES

- 1 frango cortado nas juntas
- 1 cebola média ralada
- 2 dentes de alho amassados
- Sal e pimenta-do-reino
- 1 pimentão verde picado
- 1 pimentão vermelho picado
- 2 copos de iogurte natural desnatado
- 1 lata de molho de tomate

MODO DE PREPARO

1. Tempere o frango com cebola, alho, sal e pimenta. Coloque os pedaços, um ao lado do outro, numa forma refratária. 2. Espalhe por cima os pimentões, o iogurte e o molho de tomate. 3. Cubra com papel-alumínio e leve para assar em forno preaquecido a 200 °C por 20 minutos, ou até que estejam assados. 4. Retire o papel--alumínio e asse por mais 20 minutos.

Salada de penne ao molho de iogurte

Rendimento: 3 porções
Tempo de preparo: 15 minutos

INGREDIENTES

- 1/2 pacote de macarrão tipo penne integral cozido
- 1 pote de iogurte semidesnatado
- 1 xícara (chá) de tomates-cereja cortados ao meio
- 1 xícara (chá) de ervilhas
- Pimenta-do-reino branca e sal a gosto
- 1/2 xícara (chá) de amêndoas em lascas

MODO DE PREPARO

1. Misture todos os ingredientes, delicadamente.
2. Sirva a salada gelada.

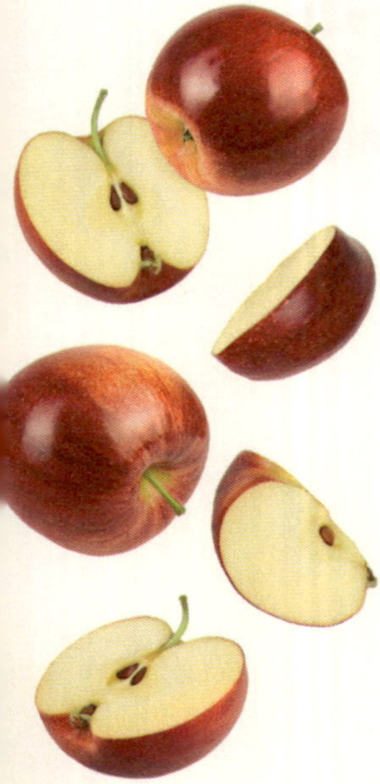

Maçã facilita a digestão

Nenhuma outra fruta é tão presente no imaginário popular como a maçã. Da mitologia grega aos contos de fadas, das histórias de Guilherme Tell às teorias de Isaac Newton, ela está em todos os lugares. Não à toa, também está entre as mais consumidas no Brasil, ocupando a quarta posição no ranking do Instituto Brasileiro de Frutas (Ibraf), atrás apenas da banana, da laranja e do mamão.

Além de apresentar uma gama de variedades, ser saborosa, leve e ainda agregar nutrientes a diversas receitas doces e salgadas, contrapondo um gostinho suavemente adocicado, a maçã é indispensável para quem quer se alimentar com qualidade e garantir mais saúde. Ela é rica em sais minerais, como cálcio, fósforo e potássio, e, especificamente para ajudar o fígado a se livrar das gorduras, contém uma substância das mais importantes: a pectina.

DO ESTÔMAGO AO FÍGADO

A pectina é um tipo de fibra solúvel que facilita a digestão de gorduras pelo organismo. Ao lado de outras fibras, ela se une às células de gordura e as elimina de vez, impedindo que fiquem acumuladas no fígado. Além disso, também remove toxinas.

Um estudo da Universidade da Flórida (EUA) afirma que comer uma maçã por dia pode reduzir o acúmulo de colesterol ruim, o LDL, em até 25%. Quanto ao processo digestivo, ela ajuda a evitar a transformação de açúcar em gordura e ativa o trânsito intestinal.

SACIEDADE CONSTANTE

Outro benefício que não pode ficar de lado é que a maçã tem a capacidade de atuar como moderadora de apetite, porque dá sensação de saciedade rapidamente.

Uma pesquisa da Universidade da Pensilvânia, nos EUA, apontou que comer uma maçã 15 minutos antes das refeições é cinco vezes mais eficiente do que tomar medicação para inibir o apetite, por exemplo.

Já outro estudo divulgado na revista médica *JAMA Internal Medicine* revelou que o consumo diário de maçã ajuda o corpo a se manter saciado por mais tempo devido ao fato de que 85% do peso total da fruta é composto de água.

CADA MORDIDA, UM NUTRIENTE

Além de ser rica em fibras, a maçã ainda conta com vitaminas B, C e E, alguns minerais e antioxidantes como ácido málico, taninos, flavonoides e polifenóis em sua composição. Graças a esses nutrientes e antioxidantes, ela é capaz de diminuir a velocidade do envelhecimento da pele, por exemplo. Suas fibras ajudam tanto na saciedade como na melhora do sistema digestivo, e suas vitaminas e minerais reforçam o sistema imunológico e a saúde de forma geral.

Mas a grande diferença entre o fruto da macieira e as outras frutas é que a maçã contém quercetina,

Não é só a fruta que faz bem à saúde. Beber o suco ou consumir o vinagre de maçã ajuda a prevenir crises de asma e a diminuir a concentração de gordura no sangue.

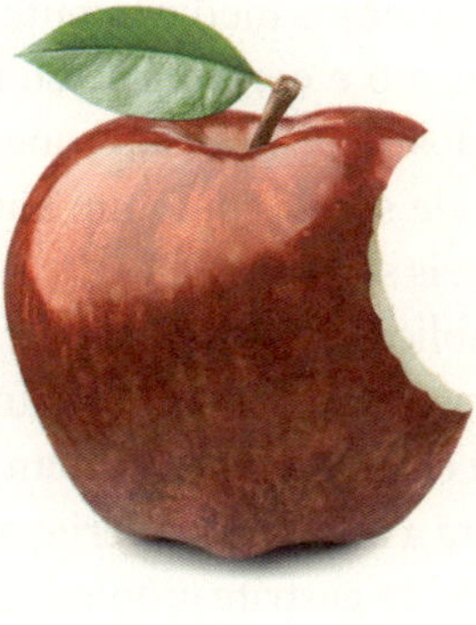

um antioxidante que está presente na polpa da fruta e ajuda no combate ao envelhecimento das células do sistema imunológico. Esse nutriente protege o organismo dos danos causados pelos radicais livres, e junto da pectina, localizada na casca, formam uma dupla poderosa para o organismo dos seres humanos. Outro ponto a favor desse alimento: a maçã ainda oferece baixas calorias. Cada 100 g contêm apenas 56 kcal.

SOLTO OU PRESO

A maçã costuma ser utilizada para "prender" o intestino, ou seja, é um ingrediente indicado para quem está passando por sintomas de diarreia e precisa manter o alimento por mais tempo no intestino. Além disso, ela é uma excelente fonte de água para hidratar durante as crises, já que muito líquido acaba sendo excretado do organismo de quem está com problemas no intestino.

No Brasil, as mais cultivadas são Fuji e Gala. A primeira delas tende a ser mais crocante e suculenta e a Gala, mais macia e seca. Já as maçãs verdes são levemente ácidas.

Porém, nesses casos, ela só funciona dessa forma se for consumida sem a casca. Ao optar pelo consumo da fruta por completo, a pectina e as outras fibras da maçã irão atuar de forma contrária e favorecer as evacuações, sendo uma atitude mais indicada para quem busca acabar com uma prisão de ventre, por exemplo.

AÇÃO CONTRA A *H. PYLORI*

Uma das principais causas da gastrite crônica é uma bactéria conhecida como *Helicobacter pylori* (*H. pylori*). E, além dos tratamentos medicamentosos para eliminar o microrganismo e controlar esse tipo de problema, novos estudos têm mostrado que o consumo regular de maçã pode servir como um alívio terapêutico aos desagradáveis sintomas.

Uma pesquisa publicada pelo *Journal of Agricultural and Food Chemistry* notou que os extratos de polifenóis localizados na casca da maçã podem causar efeitos inibitórios contra a infecção bacteriana e as toxinas que levam ao quadro de gastrite crônica. Esse controle faz uma baita diferença no tratamento, já que pode reduzir entre 20 e 60% a concentração de *H. pylori* no estômago, levando a um efeito anti-inflamatório nas células do sistema digestivo.

CONSUMO MODERADO

Em relação ao controle da flatulência, a maçã se mostrou uma fruta segura, uma vez que seus nutrientes e propriedades dificilmente irão ocasionar uma piora da quantidade de gases. Porém, isso levando em conta o consumo moderado da fruta, de uma a duas porções diárias. Para aqueles que comem mais de três maçãs por dia, por exemplo, é preciso ficar atento com a quantidade excessiva de carboidratos da fruta, como a frutose e o sorbitol, além das fibras, que podem acarretar mudanças importantes no trânsito intestinal e, consequentemente, aumento de sintomas ligados à flatulência.

ATENÇÃO AO REFLUXO

Apesar de todos os benefícios apontados acerca da maçã, uma das doenças gastrointestinais ainda requer mais cuidado quanto ao seu consumo: o refluxo gastroesofágico. Isso porque existem muitos debates científicos questionando se a fruta seria benéfica ou não para o processo de melhora desse sintoma.

Um estudo publicado pelo periódico *European Journal of Gastroenterology & Hepatology* revelou que extratos à base da pectina presente na casca da maçã podem auxiliar no controle da doença, quando administrados por um profissional de saúde.

Por outro lado, uma pesquisa feita pela Universidade de Harvard, nos EUA, concluiu que o consumo de vinagre de maçã não interfere na melhora de sintomas de azia e refluxo, e que o ideal seria evitar as variações mais ácidas da fruta, como a Fuji e a verde, ao ser diagnosticado com esse problema de saúde.

CONHEÇA OS NUTRIENTES

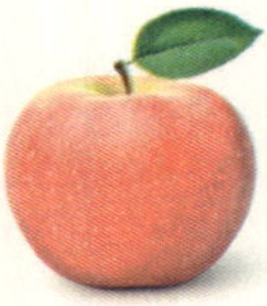

MAÇÃ FUJI COM CASCA

Calorias	59 kcal
Proteínas	0,29 g
Lipídios	---
Fibras dietéticas	1,35 g
Ferro	0,09 mg
Potássio	74,7 mg
Cálcio	1,92 mg
Fósforo	9,08 mg
Magnésio	2,04 mg
Sódio	---
Zinco	---
Vitamina C	2,41 mg

*DADOS EM 100G DOS ALIMENTOS IN NATURA DE ACORDO COM A TBCA

Coma com a casca

Mais importante do que guardar nomes esquisitos de todos os seus nutrientes é lembrar, sempre que possível, de comer a maçã com casca. É nessa parte da fruta que se concentram as substâncias que oferecem os maiores benefícios da

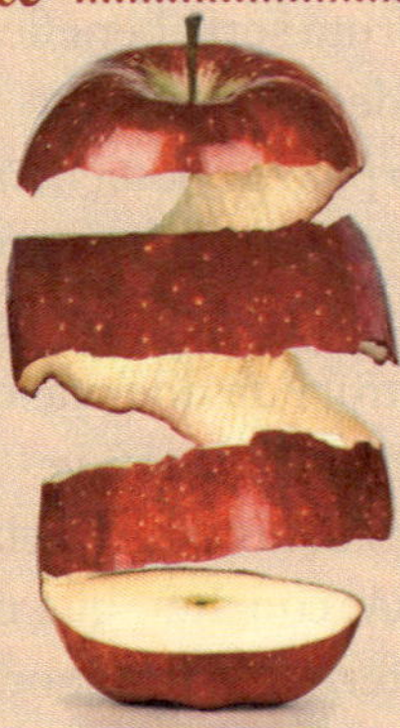

fruta ao organismo. Extratos retirados da casca da maçã inibiram o crescimento de células do câncer de fígado em 57% dos casos, além de servir como uma escova de dente natural e, claro, oferecer mais pectina para manter a saciedade do estômago.

Como incluir a fruta na sua rotina

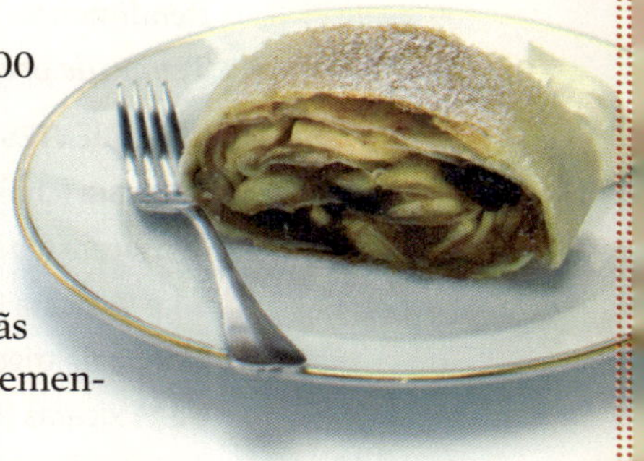

No mundo inteiro, existem mais de 7.500 espécies de maçãs. No Brasil, as mais cultivadas são Fuji e Gala, e o estado que mais produz maçãs é Santa Catarina. A Fuji tende a ser mais crocante e suculenta e a Gala, mais macia e seca. Já as maçãs verdes (Granny Smith) costumam ser levemente ácidas e ter sabor mais encorpado.

A fruta pode ser encontrada durante o ano inteiro no Brasil. Segundo informações da Associação Brasileira de Produtores de Maçã, a safra da Gala vai de fevereiro a setembro e a da Fuji, de junho a janeiro.

Vale ainda ressaltar que não há variações drásticas entre os tipos diferentes de maçãs. O que mais direciona na hora da escolha é a preferência ao paladar e a utilização de cada uma delas. Para crianças, por exemplo, a mais indicada é a Gala, por ter polpa macia. Para pratos salgados, a verde, por ser menos doce. E para sobremesas, a Fuji, por ser mais doce e suculenta.

GOSTOS VARIADOS

Para aproveitar a maior concentração de quercetina, a maçã deve ser saboreada *in natura* e com a casca, devidamente higienizada. Se possível, ao menos uma unidade deve ser incluída na alimentação diária.

E aos que não apreciam o sabor da fruta *in natura*, o alerta dado por especialistas é que a quantidade de receitas com maçã é infindável, incluindo desde sucos e chás até sofisticados bolos e strudels. Picar ou ralar a fruta é uma boa dica para disfarçar o seu sabor, por exemplo. Também dá para bater a maçã em vitaminas mistas, acrescentá-la em saladas de frutas, iogurtes ou preparar novos sabores de sucos misturando com outras frutas, como a laranja.

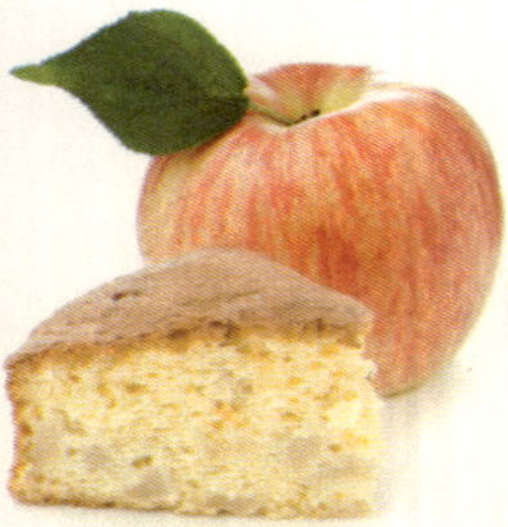

Para conservar uma maçã fatiada por mais tempo, esprema algumas gotinhas de limão na polpa

Bolo de maçã

Rendimento: 14 porções
Tempo de preparo: 50 minutos

INGREDIENTES

- 1 xícara (chá) de açúcar
- ½ xícara (chá) de margarina
- 1 e ½ xícara (chá) de farinha de trigo integral
- 2 ½ xícaras (chá) de maçãs descascadas e picadas
- 2 ovos
- 1 xícara (chá) de nozes trituradas
- 1 colher (sopa) de fermento em pó
- 1 colher (café) de bicarbonato de sódio
- Essência de baunilha a gosto
- 2 colheres (sopa) de água

MODO DE PREPARO

1. Bata o açúcar, a margarina e as gemas na batedeira até ficar cremoso. **2.** Junte as maçãs, a farinha, a água, sal, o bicarbonato, a baunilha, as nozes e misture. **3.** Separadamente, bata as claras em neve, misture na massa e acrescente o fermento. **4.** Coloque em forma de anel removível (22 cm de diâmetro) untada com margarina e farinha. **5.** Asse em forno preaquecido a 150 °C por cerca de 45 minutos.

Smoothie refrescante de maçã

Rendimento: 1 porção
Tempo de preparo: 10 minutos

INGREDIENTES

- 1 banana congelada
- 1 maçã
- Água gelada
- 1 pote de iogurte natural desnatado
- 1 colher (chá) de canela em pó

MODO DE PREPARO

1. Bata tudo no liquidificador, exceto a água, até que fique uma mistura homogênea. **2.** Aos poucos, adicione a água gelada para dar uma consistência ao smoothie. Sirva gelado.

Suco detox de maçã com abacaxi

Rendimento: 1 porção
Tempo de preparo: 10 minutos

INGREDIENTES

- 1 folha grande de couve-manteiga sem o talo
- ½ maçã com casca
- ½ gengibre
- 1 rodela fina de abacaxi
- Suco de ½ limão
- 5 folhas de hortelã
- 200 ml de água filtrada

MODO DE PREPARO

1. Bata todos os ingredientes no liquidificador até que vire uma mistura homogênea. **2.** Sirva com pedras de gelo e consuma logo após o preparo para aproveitar os nutrientes.

Snack de maçã assado

Rendimento: 2 porções
Tempo de preparo: 1 hora

INGREDIENTES

- 1 maçã
- 2 colheres (sopa) de aveia
- 1 colher (chá) de canela
- 1 colher (sopa) de castanha-de-caju moída
- 1 colher (sopa) de mel ou agave

MODO DE PREPARO

1. Corte a maçã ao meio e retire as sementes. Em um recipiente, misture os demais ingredientes. **2.** Cubra as maçãs com a mistura. Envolva-as com papel-alumínio e leve ao forno médio por cerca de 45 minutos. **3.** Nos últimos 10 minutos, retire o papel e deixe dourar.

Sardinha: o fim das dores gástricas

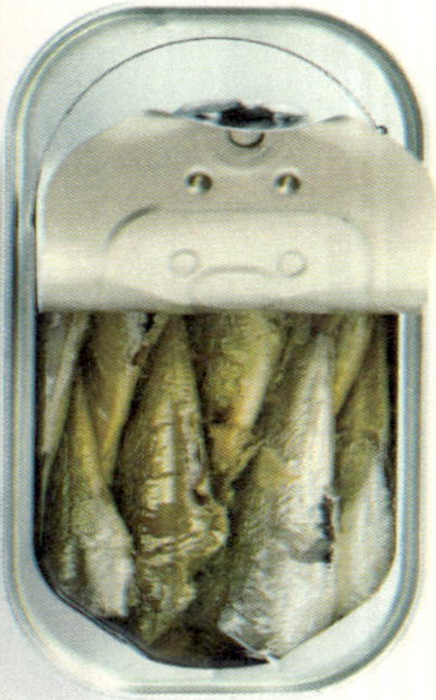

Deliciosos e cheios de benefícios, não faltam bons motivos para incluir mais peixes na sua alimentação cotidiana. Mas um deles em especial chama a atenção por sua incrível biodisponibilidade de nutrientes e versatilidade à mesa: a sardinha.

Tanto na versão fresca como na forma enlatada, o peixe conta com uma boa quantidade de cálcio, iodo e cobalto e é fonte de vitaminas A, B e D. Quando consumido em forma de óleo, também traz benefícios, já que possui alta concentração de ômega 3, composto que reduz em 40% o risco de doenças cardiovasculares.

Rico em zinco, o mineral necessário para produção adequada – e não demasiada – do ácido clorídrico, é mais um item essencial na dieta para acabar com as dores gástricas. O alimento também é reconhecido no meio científico por aliviar sintomas de artrite reumatoide, asma e bronquite.

O consumo de sardinha ou de outros tipos de peixe deveria ser incluído semanalmente na dieta do brasileiro, ainda que seu preparo deva ser mais minucioso. A Organização Mundial da Saúde (OMS) recomenda que esse consumo atinja, no mínimo, 20 kg de pescado por habitante a cada ano.

ÁCIDOS GRAXOS NO FÍGADO

O ômega 3 é motivo suficiente para você incluir mais sardinhas nas suas refeições semanais. São inúmeras as pesquisas que relacionam esse tipo de ácido graxo à saúde do cérebro, do coração e das articulações.

Trata-se de uma gordura que o corpo não produz e que tem importantes funções no organismo. Essa substância pode reduzir inflamações e ajudar na prevenção de doenças crônicas, como asma e artrite reumatoide.

Outros ganhos proporcionados pela adesão ao ômega 3 são o menor risco de diabetes tipo 2, auxílio na prevenção de quadros de Alzheimer, assim como diminuição das taxas de triglicérides (tipo de gordura que pode se depositar no fígado, comprometendo o seu regular funcionamento).

Esse último atributo faria da gordura a arma definitiva contra patologias cardiovasculares. É o caso do infarto, do acidente vascular cerebral (AVC) e da doença arterial coronariana. Segundo a ciência, o uso adequado de ômega 3 ainda diminui os níveis de LDL, o chamado colesterol ruim, e de colesterol total, além de contribuir para a manutenção do colesterol bom.

FIM DAS BACTÉRIAS

Outro potencial benefício do ômega 3 presente na sardinha foi analisado a fundo pelo periódico científico *BioMed Research International*. Segundo análises prévias, os pesquisadores identificaram que duas das variações do nutriente, que são o ácido eicosapentaenoico (EPA) e o ácido docosa-hexaenoico (DHA), foram reconhecidas como possíveis compostos antibactericidas internamente.

O motivo é que eles foram capazes de atuar em proteínas para reduzir o efeito da bactéria *Helicobacter pylori*, também chamada de *H. pylori*, responsável por grande parte dos quadros clínicos de gastrite e de dores estomacais frequentes. Como conclusão do estudo, as variações de ômega 3 foram capazes de facilitar o rejuvenescimento da gastrite, evitando que ela se desenvolvesse para um caso avançado de câncer de estômago, além de eliminar possíveis infecções crônicas ocasionadas pela bactéria.

Além dos benefícios para o coração, o ômega 3 é capaz de promover uma comunicação mais eficiente entre os neurônios, sendo importante na prevenção da depressão.

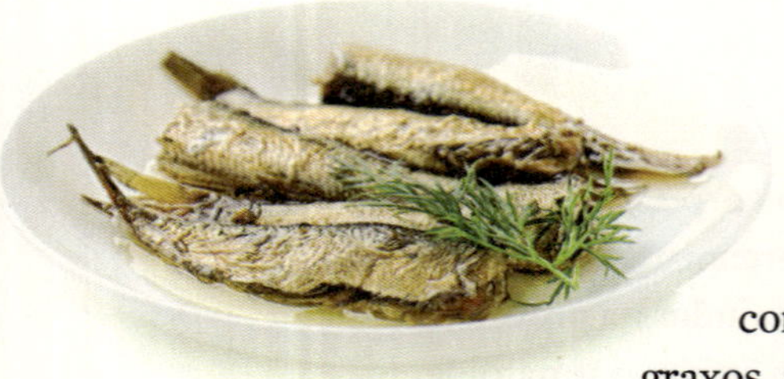

CONTRA O REFLUXO

Justamente por conseguirem combater inflamações, os ácidos graxos presentes na sardinha também têm sido estudados acerca da relação com a melhora de sintomas de azia, má digestão e refluxo. Um estudo feito por pesquisadores do *Lipids in Health and Disease* testou os efeitos em um grupo de 40 camundongos. Os animais que receberam maiores doses de ômega 3 e suas variações tiveram uma melhora significativa em sintomas digestivos.

O principal apontamento foi a redução do refluxo e um menor dano oxidativo nos tecidos que revestem o estômago e o esôfago. Porém, ainda são necessários mais estudos em seres humanos para se entender esse efeito, apesar de os cientistas se mostrarem confiantes em relação ao futuro.

MELHOR QUE A CARNE BOVINA

O potencial da sardinha vai além dos ácidos graxos. Sabe-se que seu valor nutricional é muito superior ao de outra proteína popular entre os brasileiros: a carne vermelha. Essa espécie de peixe possui uma diversidade de proteínas de alto valor biológico, até mesmo mais essenciais que as da bovina. São essas proteínas que fornecem a quantidade suficiente de aminoácidos essenciais – substâncias que o organismo também não produz. Além disso, a sardinha é mais fácil de digerir e custa bem menos para o bolso.

IMUNIDADE EM ALTA

Outro estudo, também publicado pelo *Lipids in Health and Disease,* mostrou que uma dieta enriquecida com 100 g de sardinha durante cinco dias por semana e ao longo de seis meses pode ser eficaz para a melhora das defesas do organismo. De acordo com os pesquisadores, as proteínas e outros nutrientes da sardinha são benéficos para o corpo e acabam contribuindo para uma melhora na microbiota intestinal, o que, por consequência, favorece o sistema imunológico. Pacientes que seguiram essa dieta tiveram melhoras em comorbidades como o diabetes tipo 2 e diminuição no risco de fatores cardiovasculares.

ABSORÇÃO DO CÁLCIO

Um dos fatores que fazem a sardinha se destacar de outros peixes encontrados em peixarias e mercados de todo o Brasil é o seu elevado teor de cálcio, que é considerado um dos minerais mais abundantes - e importantes - do corpo humano. Necessário para a saúde dos ossos e dos dentes, esse mineral também é fundamental para aliviar desconfortos estomacais e facilitar o trânsito intestinal, uma vez que auxilia na absorção de outros nutrientes, como por exemplo a vitamina D.

Para efeito de comparação, o atum em lata tem apenas 6,62 mg de cálcio. O filé de salmão possui 15,1 mg. Já a sardinha ganha de lavada nesse quesito: 100 g do alimento de água salgada e sem óleo conta com 437 mg de acordo com a Tabela Brasileira de Composição de Alimentos (TBCA).

B12 DE SOBRA

Outro nutriente que não pode ser esquecido ao falar da sardinha é a vitamina B12. Ela é responsável por diversas funções do organismo, que vão desde a melhora em performances físicas como exercícios até reparações nos nervos e saciedade do apetite.

Além disso, a vitamina previne ainda que o intestino entre em estado crônico de constipação quando consumida com certa regularidade.

Uma porção de 100 g de sardinha possui cerca de 6,53 mg de B12, um número quase três vezes maior que o do salmão e quatro vezes que o do atum. A sardinha vence nesse quesito também.

O brasileiro consome entre 10 e 12 kg de peixe por ano. Contudo, recomenda-se o dobro da ingestão, 20 kg anuais.

Mais felicidade, menos depressão

Com um preço acessível e fácil de ser encontrada, a sardinha também é uma ótima opção para quem quer fortalecer o organismo contra a depressão. Os peixes, de maneira geral, são ricas fontes não só de ácidos graxos essenciais ômega 3, como ainda selênio, vitamina D, vitamina B12 e B3. Como os pacientes deprimidos apresentam níveis diminuídos desses nutrientes, isso acaba causando alterações no número e nas funções dos receptores e neurotransmissores, o que faz com que o corpo possa desencadear respostas inflamatórias que causam alterações negativas no humor.

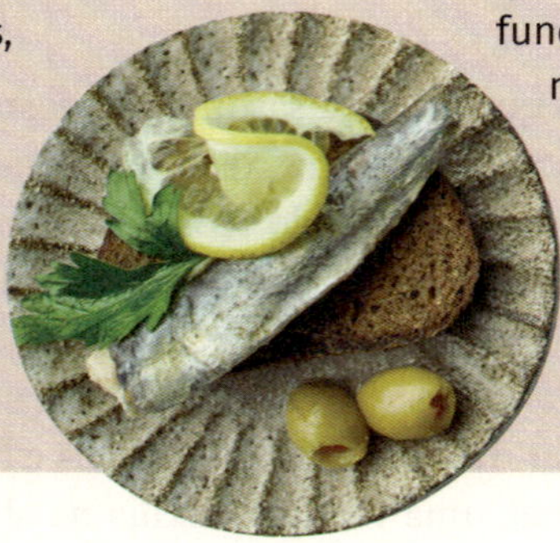

ATENÇÃO AOS NUTRIENTES

SARDINHA SEM ÓLEO

Calorias	176 kcal
Proteínas	27 g
Lipídios	2,99 g
Fibras dietéticas	---
Ferro	1,25 mg
Potássio	574 mg
Cálcio	437 mg
Fósforo	577 mg
Magnésio	51,4 mg
Sódio	74,5 mg
Zinco	1,82 mg
Vitamina C	---

*DADOS EM 100G DOS ALIMENTOS IN NATURA DE ACORDO COM A TBCA

Acrescente sardinha no seu cardápio

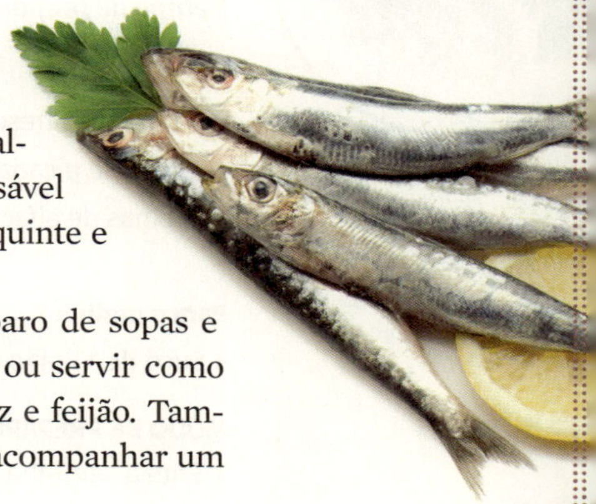

Você pode usar a sardinha no preparo de diversas receitas. Assada, grelhada, em conserva ou triturada, não faltam opções de preparo. Ela é indispensável para um bom escabeche e dá mais requinte e fartura ao cuscuz paulista.

Pode ser usada como base no preparo de sopas e caldos, adicionada a saladas e massas ou servir como acompanhamento do tradicional arroz e feijão. Também pode render patês e pastas para acompanhar um pãozinho ou torrada.

O ideal é tentar reservar, pelo menos, dois dias da semana para comer esse alimento. A porção é um filé de sardinha pequeno (150 g). E, claro, dê preferência ao preparo saudável, abusando das versões de forno e evitando o pescado frito. Tal atitude diminui o valor calórico do alimento e ainda facilita a digestão.

NA HORA DA COMPRA

Uma boa escolha da sardinha fresca, assim como seu preparo, é muito importante. É necessário observar se a peça está fresca, com pele lisa, úmida e sem manchas. As escamas devem estar bastante unidas e brilhantes, assim como os olhos, que também devem estar claros.

Vale ainda pressionar a carne, principalmente ao longo da espinha, para saber se ela está bem firme. E atenção para esta dica: depois de serem descongeladas, as sardinhas só poderão ser congeladas novamente se já estiverem cozidas.

Se você for comprar a versão em lata, fique de olho na quantidade de conservantes adicionados. Priorize as opções que levem menos sódio na composição, sejam conservadas em óleo ou em água.

O valor nutricional da sardinha é superior ao da carne vermelha. Ela ainda possui mais diversidade de proteínas de alto valor biológico e oferece menos calorias.

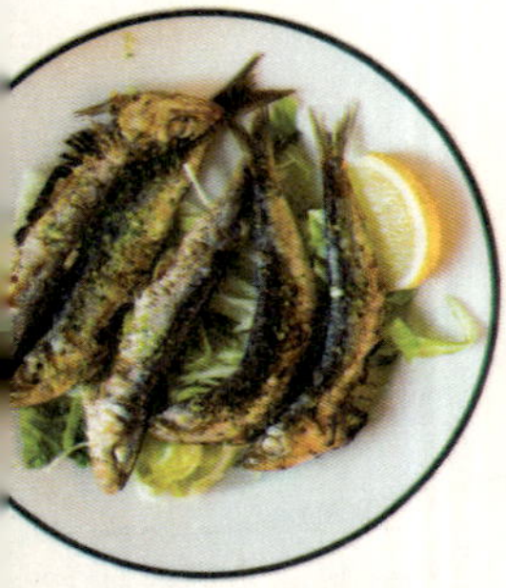

A sardinha cozida pode ser guardada em saco plástico por três meses no congelador

Sardinha aromatizada com limão

Rendimento: 4 porções
Tempo de preparo: 20 minutos

INGREDIENTES

- 4 sardinhas frescas
- ½ cebola picada
- 4 folhas de alface

Para o molho:

- Suco de 1 limão e meio
- 1 e ½ colher (sopa) de margarina
- 1 cálice de vinho branco (50 ml)
- 1 cenoura média ralada em fios
- Sal a gosto

MODO DE PREPARO

1. Frite a sardinha em uma frigideira dos dois lados. Retire e reserve o peixe. **2.** À parte, derreta a margarina e acrescente o suco de limão, o vinho, os fios de cenoura e o sal, mexendo sempre. Deixe alguns instantes no fogo e retire. **3.** Forre a metade de cada prato com uma folha de alface e coloque uma sardinha dentro de cada folha, depois jogue o molho por cima. **4.** Enfeite com cebolinha verde.

Sardinha prática com requeijão

Rendimento: 10 porções
Tempo de preparo: 30 minutos

INGREDIENTES

- 1 kg de sardinha fresca
- Suco de 2 limões
- 1 xícara (chá) de requeijão
- 1 xícara (chá) de molho de tomate pronto temperado
- Sal a gosto

MODO DE PREPARO

1. Tempere as sardinhas com limão e sal. **2.** Coloque-as em uma travessa refratária e despeje, por cima, o molho de tomate. **3.** Cubra com o requeijão. **4.** Leve ao forno quente por 20 minutos. Sirva em seguida.

Marinada de sardinha ao forno

Rendimento: 3 porções
Tempo de preparo: 40 minutos

INGREDIENTES

- 1 cebola
- 1 dente de alho picado
- 1 pimentão vermelho
- 1 pimentão verde
- 1 tomate médio
- 5 azeitonas verdes
- 1 colher (chá) de sal marinho
- 1 colher (chá) de orégano
- 50 ml de vinagre de arroz
- 3 sardinhas médias
- 1 colher (sopa) de limão
- 2 colheres (sopa) de salsinha picada
- 1 colher (sopa) de azeite de oliva

MODO DE PREPARO

1. Higienize todos os vegetais e corte em fatias finas a cebola, os pimentões, o tomate e as azeitonas. 2. Tempere com metade do sal, o orégano e metade do vinagre. Misture bem e reserve. 3 Limpe as sardinhas, deixando-as abertas e sem espinhas. Tempere-as com o limão, alho e o restante do sal e do vinagre. Reserve. 4. Em uma forma, coloque uma parte dos vegetais temperados. Por cima, as sardinhas, e depois o restante dos vegetais. 5. Cubra com papel-manteiga e leve ao forno médio por 30 minutos ou até que as sardinhas estejam cozidas. 6 Retire do forno, acrescente a salsinha picada e o azeite.

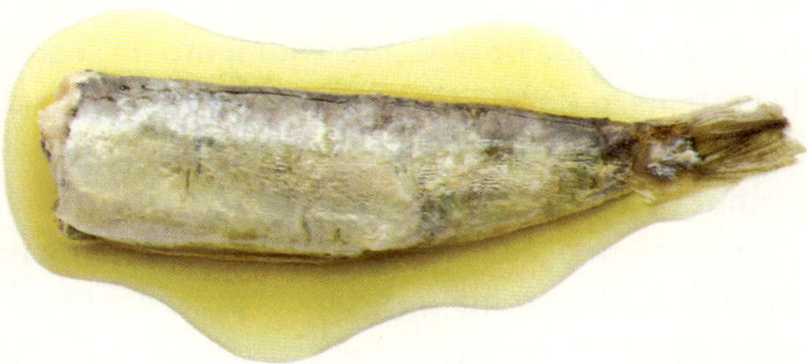

Quais alimentos é melhor evitar

Manter uma dieta correta, respeitando intervalos de três em três horas para se alimentar, é uma atitude de extrema importância para a reversão do quadro de doenças que atingem o sistema digestório, juntamente a outros hábitos saudáveis que podem ser adotados por qualquer pessoa.

Porém, além de colocar no cardápio alimentos favoráveis ao bom funcionamento do fígado, do intestino e do estômago, é imprescindível excluir itens que podem favorecer doenças como a esteatose hepática, as diarreias crônicas, a prisão de ventre e as dores abdominais constantes. Conheça quais são os principais deles a seguir:

Atenção às bebidas

O gás contido em refrigerantes, energéticos e outros tipos de drinks industrializados e adoçados artificialmente pode provocar um aumento na secreção da gastrina, o hormônio que é responsável pela dissolução do ácido no sistema digestório. Por isso, é melhor evitá-los na sua alimentação diária.

A recomendação vale também para a cafeína presente no café e a teína, substância presente em chás como o mate e o preto, já que elas causam um efeito irritante da mucosa e podem até ferir a parede do estômago, caso a ingestão desse tipo de bebida seja alta e permaneça de forma contínua.

Outra recomendação é não beber nada durante as refeições, especialmente para quem sofre com a gastrite. Prefira o consumo minutos antes ou após o almoço e jantar. Boas pedidas são água, chá de frutas e ervas ou sucos de frutas.

Ao preparar um suco, prefira bater a fruta com parte do bagaço ou da casca, ou ainda adicionar chia ou linhaça, para maximizar os nutrientes

O risco do álcool

Vários estudos científicos apontam a relação entre o consumo abusivo de álcool e a incidência de diversos tipos de câncer, até mesmo os que atacam o trato gastrointestinal. A exposição crônica à bebida leva a alterações na absorção de nutrientes. Ela também gera agressões nas mucosas que aumentam o risco de alterações nas células do intestino, elevando as chances de formação de tumores.

As bebidas alcoólicas ainda são as mais prejudiciais ao bom funcionamento do fígado. Como o álcool depende totalmente do órgão para ser metabolizado, quando em excesso, pode sobrecarregá-lo, causando inflamações, destruição das células e, consequentemente, doenças graves como a cirrose.

Mas o consumo frequente não afeta apenas o fígado e o intestino, mas também o estômago e o coração. Isso porque o álcool é um depressor do sistema nervoso central (SNC) e age diretamente, agredindo o organismo todo, desde o cérebro, mas principalmente o sistema digestivo. Se associado ao cigarro, o estrago pode ser ainda maior, já que fumar compromete a capacidade do fígado de processar e remover as toxinas do organismo.

Em vez de comer um lanche com pão, diversas fatias de carne e de queijo, prefira uma refeição com arroz integral, lentilha, legumes e verduras para ajudar a desintoxicar o fígado.

Frituras dispensáveis

Pastel, coxinha, bolinha de queijo, acarajé, batata, frango à passarinho... a lista das delícias salgadas fritas é tão grande como apetitosa. Entre os doces, não é diferente: churros, bolinhos de chuva, pastel de Belém... é de dar água na boca!

Mas definitivamente esses alimentos não podem fazer parte da dieta de quem quer se livrar da gordura no fígado. O motivo é justamente a grande quantidade de gorduras trans atreladas a eles e que sobrecarregam as funções do órgão.

Além disso, sempre que é submetido a altas temperaturas, o óleo se satura e se oxida, o que dá origem a uma substância chamada acroleína, que irrita a mucosa gástrica e pode provocar crises de dores no estômago e gastrite.

Carnes e embutidos

Existem evidências científicas de que a carne vermelha e os embutidos contêm certas substâncias que, em excesso, teriam efeito carcinogênico para os humanos. Quando esses alimentos são consumidos sem acréscimo de fibras, essas toxinas permanecem mais tempo em contato com o organismo, aumentando o risco de tumores no intestino.

Ainda são necessárias mais pesquisas sobre o tema, mas a maioria dos nutricionistas sugere que a ingestão desse item seja feita de forma moderada, também devido à presença de gordura. Sempre que consumir um bife, portanto, lembre-se de incluir bastante salada no prato para compensar.

E no caso dos alimentos embutidos, além de possuírem uma quantidade muito grande de gorduras saturadas que sobrecarregam o fígado, contêm em sua composição aditivos notoriamente cancerígenos, como o nitrito e o nitrato. Uma vez dentro do organimos, esses agentes se transformam em nitrosaminas, que são responsáveis pelos altos índices de câncer gástrico e hepático observados em populações que consomem alimentos com essas características de forma abundante e frequente - especialmente em países ocidentais. Portanto, salsicha, mortadela, presunto, peito de peru e linguiça, entre outros embutidos, devem ficar de fora do prato por um tempo.

Nada de acidez

As dores da gastrite são muitas vezes insuportáveis de conviver. Para manter o equilíbrio, é preciso ingerir aproximadamente quatro porções de alimentos alcalinos para cada porção de alimento acidificante.

Ácidos: Entre os alimentos acidificantes estão açúcares, doces, queijos amarelos, cereais refinados, batata-inglesa, carnes gordurosas, mariscos, chá preto e café, chocolates, bebidas alcoólicas, biscoitos, macarrão, pizzas, empadões, manteigas, gorduras hidrogenadas ou trans, miúdos e caldos de carne.

Alcalinos: Os alimentos alcalinizantes consistem em verduras, legumes e frutas em geral, mesmo os que acreditamos serem ácidos, pois são benéficos pelos minerais que carregam (como limão, laranja e tomate), azeite de oliva, quinoa, arroz integral, castanha-do-brasil, leite de soja, ricota e ovos.

Meio-termo: Há alimentos intermediários, ou seja, algumas pessoas podem sentir algum desconforto com eles: cereais integrais, frutas secas, iogurtes, espinafre, brócolis.

Segundo a OMS, 60% dos casos de câncer de estômago são associados à presença da bactéria *H. pylori*.

Laticínios com cautela

De difícil digestão, a manteiga e outros alimentos ricos em gorduras, como a margarina e a maionese, devem ser esquecidos. Como as gorduras não podem ser digeridas pela bile, ficam acumuladas no fígado, levando ou agravando o quadro de esteatose. Além disso, a manteiga contém vitamina A e o seu acúmulo pode gerar inflamação no órgão. Da mesma forma, biscoitos amanteigados, doces folhados e tortas não devem ser ingeridos.

Já queijos amarelos, requeijão, creme de leite e leite integral são ricos em gorduras saturadas, que se acumulam no fígado. Eles contribuem também para o aumento nos níveis de colesterol e favorecem os processos inflamatórios em todo o organismo. Procure substituí-los por alimentos mais leves, como iogurtes desnatados e geleias caseiras de frutas.

Refinados e o glúten

Pães, massas, arroz e biscoitos feitos com grãos refinados reinam nos restaurantes, nas lanchonetes e entre os produtos industrializados que consumimos. O consumo insuficiente de frutas e vegetais só intensifica o problema — não é à toa que o câncer colorretal tornou-se mais comum nos últimos anos.

E para quem sofre de intolerância permanente (doença celíaca) ou parcial ao glúten, essa proteína presente em grãos como trigo e cevada deve ser totalmente eliminada ou consumida com muita moderação, sob risco de causar diarreias, infertilidade e outros problemas graves de saúde.

Limpo e saudável

Higienizar corretamente os alimentos, bem como lavar bem as mãos antes de preparar as refeições evita a ingestão de microrganismos causadores de doenças. A maior parte dos casos de gastroenterite infecciosa, que tem como sintoma principal a diarreia aguda, é causada por vírus, mas também há parasitas e bactérias perigosas, como a Salmonella e a Listeria, que podem ser ingeridas.

É importante armazenar alimentos como ovos, leites e carnes na geladeira, além de descartar produtos com cheiro ou aparência alterados, assim como lavar bem os vegetais, de preferência com hipoclorito de sódio. Vale lembrar que as carnes e os ovos também devem ser bem cozidos, para evitar infecções.

Doces e temperos

Determinados elementos encontrados nos condimentos irritam a mucosa do sistema digestório por diversos fatores, tais como a capsaicina da pimenta, naturalmente irritante, a gordura do ketchup e da maionese, além do excesso de açúcar presente.

E por falar em açúcar, doces gordurosos, como o chocolate e o chantili, também precisam ficar de lado por um bom tempo. A gordura encontrada nesses doces concentrados demais provoca uma secreção maior de ácido gástrico - o que causa dor. Eles também são alimentos derivados do leite que, por possuírem cálcio, tornam o meio do estômago alcalino, e o organismo, para combater esse efeito, produz ainda mais solução ácida.

Consultores

Alessandra Paula Nunes, nutricionista

Alessandra Sarmento, nutricionista

Amanda Martins, nutricionista

Daniela Jobst, nutricionista

Débora Poli, gastroenterologista

Déborah Martoni, nutricionista

Djanine Tonial, nutricionista

Edson Credidio, nutrólogo

Eduardo Grecco, gastroenterologista

Edvânia Soares, nutricionista

Elaine Sanibal, nutricionista

Fábio Guilherme Campos, coloproctologista

Fernanda Carramaschi Gabriel, nutricionista

Fernanda Maciel, nutricionista

Gabriel Gavazzi, nutricionista

Gabriela Tais Passoni, nutricionista

Hannah Médici, nutricionista

Helena Sobral, nutricionista

Jacira Conceição dos Santos, nutricionista

Jaqueline Fagundes, nutricionista

Jocelem Salgado, nutricionista

Jorge Sabbaga, oncologista

Juliana Rossi di Croce, nutricionista

Karin Honorato, nutricionista

Laércio Tenório Ribeiro, gastroenterologista

Lara Natacci, nutricionista

Lívia Yokomizo, nutricionista

Luciana Carneiro, nutróloga

Marcela Voris, nutróloga

Maria Eliza Contri, nutricionista

Mariana Del Bosco, nutricionista

Mirian Martinez, nutricionista

Mohamad Barakat, nutrólogo

Mônica Dalmácio, nutricionista

Natália Cunha, nutricionista

Patricia Davidson, nutricionista

Paula Cabral, nutróloga

Paula Crook, nutricionista

Regina Mestre, nutróloga

Roque Gabriel Rezende, gastroenterologista

Salete Brito, nutricionista

Sidney Klajner, cirurgião do aparelho digestivo

Sociedade Brasileira de Hepatologia

Tércio Genzini, hepatologista